Nathalie Coulon

Les cardiopathies congénitales dans le Calvados, France

Nathalie Coulon

Les cardiopathies congénitales dans le Calvados, France

Diagnostic, incidence, devenir

Presses Académiques Francophones

Impressum / Mentions légales
Bibliografische Information der Deutschen Nationalbibliothek: Die Deutsche Nationalbibliothek verzeichnet diese Publikation in der Deutschen Nationalbibliografie; detaillierte bibliografische Daten sind im Internet über http://dnb.d-nb.de abrufbar.
Alle in diesem Buch genannten Marken und Produktnamen unterliegen warenzeichen-, marken- oder patentrechtlichem Schutz bzw. sind Warenzeichen oder eingetragene Warenzeichen der jeweiligen Inhaber. Die Wiedergabe von Marken, Produktnamen, Gebrauchsnamen, Handelsnamen, Warenbezeichnungen u.s.w. in diesem Werk berechtigt auch ohne besondere Kennzeichnung nicht zu der Annahme, dass solche Namen im Sinne der Warenzeichen- und Markenschutzgesetzgebung als frei zu betrachten wären und daher von jedermann benutzt werden dürften.

Information bibliographique publiée par la Deutsche Nationalbibliothek: La Deutsche Nationalbibliothek inscrit cette publication à la Deutsche Nationalbibliografie; des données bibliographiques détaillées sont disponibles sur internet à l'adresse http://dnb.d-nb.de.
Toutes marques et noms de produits mentionnés dans ce livre demeurent sous la protection des marques, des marques déposées et des brevets, et sont des marques ou des marques déposées de leurs détenteurs respectifs. L'utilisation des marques, noms de produits, noms communs, noms commerciaux, descriptions de produits, etc, même sans qu'ils soient mentionnés de façon particulière dans ce livre ne signifie en aucune façon que ces noms peuvent être utilisés sans restriction à l'égard de la législation pour la protection des marques et des marques déposées et pourraient donc être utilisés par quiconque.

Coverbild / Photo de couverture: www.ingimage.com

Verlag / Editeur:
Presses Académiques Francophones
ist ein Imprint der / est une marque déposée de
OmniScriptum GmbH & Co. KG
Heinrich-Böcking-Str. 6-8, 66121 Saarbrücken, Deutschland / Allemagne
Email: info@presses-academiques.com

Herstellung: siehe letzte Seite /
Impression: voir la dernière page
ISBN: 978-3-8381-7881-3

Zugl. / Agréé par: Caen, Faculté de Bretagne Occidentale, Médecine, 2003

Copyright / Droit d'auteur © 2015 OmniScriptum GmbH & Co. KG
Alle Rechte vorbehalten. / Tous droits réservés. Saarbrücken 2015

Les cardiopathies congénitales dans le Calvados, France :

- diagnostic ante- et postnatal,

- incidence,

- devenir à un an.

Préface

La vie passe.

Le temps court.

Qui n'a pas connu cette spirale infernale de la course après le temps?

Cet ouvrage a ainsi patienté de nombreuses années, sans néanmoins jamais être oublié. Il a même connu les disquettes, tandis qu'il se promène aujourd'hui sur disque dur externe!

Pourtant, que de labeur... que d'heures passées... que de kilomètres parcourus et d'équipes, de personnes rencontrées... Grâce à la sollicitation des Presses Académiques Francophones, ce travail connaît enfin son heure et je ne peux que les remercier de leur intérêt. J'ai ainsi eu le souhait d'aménager ce travail de thèse de médecine et de restituer les résultats d'une recherche, où ont été inclus 434 enfants.

434 familles touchées par l'histoire d'un fœtus, d'un bébé, d'un enfant souffrant d'une cardiopathie congénitale.

434 situations où des équipes pluridisciplinaires, sur tout le département du Calvados, de Caen à Bayeux, Deauville, Falaise, Honfleur, Lisieux, Vire, sont intervenues auprès de ces familles.

434 raisons donc de ne plus laisser dormir ces résultats...

L'étude a été présentée au CHU de Caen en Septembre 2003. Les résultats et les analyses s'inscrivent ainsi, la plupart du temps, dans cette temporalité. Les lecteurs trouveront, en conséquence, un focus sur les cardiopathies congénitales, dans le Calvados, à l'instant t du recueil et il appartiendra, à chacun, s'il le souhaite, d'actualiser certaines données.

Sommaire

Préface 2

Sommaire 4

Introduction 9

1ère Partie: Approches théoriques 12
1. Définitions : 14
    1.1. Définition d'une malformation : 14
    1.2. Définition d'une cardiopathie congénitale : 14
2. Notions d'embryologie : 17
    2.1. Formation et inflexion du tube cardiaque : 17
    2.2. Cloisonnement du cœur : 19
3. Modifications circulatoires à la naissance : 28
    3.1. Circulation fœtale : 28
    3.2. Modifications à la naissance : 31
4. Circonstances diagnostiques : 34
    4.1. Dépistage et échographie à deux niveaux : 35
    4.2. Les quatre grands cadres étiologiques : 37
5. Cadre législatif du diagnostic prénatal : 56
    5.1. Arrêt Perruche : 56
    5.2. La loi du 4 Mars 2002 : 66

2ème Partie: Étude personnelle 68
1. Cadre institutionnel: 69
    1.1. Cadre institutionnel général : 69
    1.2. Cadre institutionnel local : 70
2. Objectifs de la recherche : 71
    2.1. Objectifs généraux : 71
    2.2. Objectifs spécifiques : 73
3. Identification des questions : 75
    3.1. Dépistage et place du diagnostic anténatal : 75
    3.2. Mesure de l'état de santé : 76
    3.3. Pronostic : 76
4. Les moyens : 78
    4.1. Etude préalable : 78
    4.2. Population de l'étude : 78
    4.3. Données à recueillir : 80
    4.4. Qualité des données : 81
5. Plan de la recherche : 82

3ème Partie: Résultats 83
1. **Résultats généraux:** 84
2. **Diagnostic :** 87
   - 2.1. Diagnostic anténatal : 87
   - 2.2. Diagnostic Postnatal : 88
3. **Incidence des pathologies cardiaques:** 92
4. **Devenir de l'enfant :** 99
   - 4.1. Devenir au cours de la grossesse : 99
   - 4.2. Mortalité : 102
   - 4.3. Devenir durant la première année de vie : 106

4ème Partie: Discussion 111
1. **Synthèse des principaux résultats :** 112
   - 1.1. Résultats généraux : 112
   - 1.2. Diagnostic des cardiopathies congénitales : 112
   - 1.3. Incidence : 113
   - 1.4. Devenir de l'enfant : 114
2. **Discussion des critères méthodologiques:** 115
   - 2.1. Validité externe de l'étude : 115
   - 2.2. Validité interne : 116
3. **Confrontation avec la littérature :** 118
   - 3.1. Diagnostic des cardiopathies congénitales : 118
   - 3.2. Incidence : 136
   - 3.3. Devenir de l'enfant : 151
   - 3.4. Actualité : 170
4. **Propositions :** 172
   - 4.1. La coopération gynéco-pédiatre-cardiopédiatre. 172
   - 4.2. Mettre en place des études prospectives. 172
   - 4.3. Politique de santé publique renforcée sur la prévention. 173
   - 4.4. Modification des mentalités depuis la loi du 4 mars 2002. 173

Conclusion 174

Annexes 177

Bibliographie 185
1. Approches théoriques : 186
2. Protocole d'étude et Discussion : 201

Les tableaux

1 : Aberrations chromosomiques et cardiopathies congénitales	50
2 : Maladies géniques et cardiopathies congénitales	52
3 : Prévalence des cardiopathies congénitales, comparaison entre population générale et transmission dans la descendance	54
4 : Incidence des cardiopathies congénitales	85
5 : Principales circonstances diagnostiques en postnatal	90
6 : Age du diagnostic postnatal	91
7 : Cadres pathologiques des cardiopathies congénitales	92
8 : Types de cardiopathies (diagnostic anténatal & postnatal)	96
9 : Devenir des enfants au cours de la grossesse	99
10: Paramètres de poids par année (IMG et morts in utero exclues)	101
11 : Mortalité de 28 SA à 1 an	102
12 : Répartition des décès sur les 61 décès de l'étude	104
13: Devenir global en postnatal	107
14 : Diagnostic postnatal, pourcentage dans la littérature	129
15 : Principales circonstances diagnostiques en postnatal en Indre et Loire et dans le Calvados	133
16 : Incidence & prévalence des cardiopathies congénitales en France	138
17 : Incidence & prévalence des cardiopathies congénitales dans le monde	139
18 : Incidences spécifiques de divers types de cardiopathie congénitale	145
19 : Incidences spécifiques, par pathologie, de découverte anténatale	149
20 : Interruptions médicales de grossesse sur cardiopathies en France	153
21 : Interruptions médicales de grossesse sur cardiopathies dans le monde	154
22 : Taux de morts in utero, de décès anténataux sur l'effectif de population anténatale et de population totale	158
23: Mortalité et cardiopathies congénitales	164

Les graphiques:

1 : Nombre de cardiopathies, nombre de naissances, incidence en % / année	86
2 : Principales circonstances diagnostiques en anténatal	88
3 : Principales circonstances diagnostiques en postnatal	89
4 : Répartition du diagnostic postnatal / âge du diagnostic	91
5 : Répartition des grands cadres pathologiques	93
6 : Diagnostic anténatal & postnatal par pathologie	98
7 : Devenir des enfants au cours de la grossesse	100
8 : Mortalité de 28 SA à 1 an	103
9 : Répartition des décès sur l'étude entière	105
10 : Devenir global en postnatal (mort ou vie)	108
11 : Evolution sur un an des 367 enfants atteints de cardiopathie congénitale	109
12 : Evolution des 434 enfants atteints de cardiopathie congénitale	110
13 : Diagnostic anténatal dans la littérature	120
14 : Diagnostic anténatal, avec la 2ème méthode de recueil	124
15 : Termes moyens du diagnostic anténatal dans la littérature et notre étude	128
16 : Taux moyen du diagnostic postnatal, selon la méthode d'inclusion des cardiopathies	130
17 :Diagnostic postnatal de 0 à 1 an, Calvados et Indre et Loire	135
18 : Incidence globale des cardiopathies congénitales	140
19 : Incidences spécifiques de divers types de cardiopathies congénitales	146
20 : Incidences spécifiques, par pathologies, de découverte anténatale	149
21 : Taux d'IMG en France et dans le monde	155
22 : Mortalité en anténatal	159
23: Mortalité et cardiopathies congénitales	165

Introduction

Les cardiopathies congénitales, malformations les plus fréquentes à la naissance, représentent approximativement un tiers des malformations de l'enfant. En France, malgré des données relatives à la fréquence des malformations congénitales très variables [1-2-3], il est globalement retenu que, sur 100 nouveau-nés, 2 à 3 sont porteurs de malformations diverses, mineures ou majeures [4-5]. Pour un nombre moyen annuel de naissances en France de 750.000 [6], les malformations représentent alors environ 15.000 à 22.500 enfants, soit 5.000 à 7.500 cardiopathies. Ajoutons, de plus, que ce chiffre ne reflète que partiellement la réalité; nombre d'anomalies cardiaques ou rénales ne sont, en effet, connues que tardivement [7]. Il s'agit donc d'un problème important dans le domaine infantile, avec par conséquent des questionnements de santé publique....

Or, dans le Calvados, département de Basse Normandie, aucun registre, aucune étude épidémiologique n'a porté sur les cardiopathies congénitales. Cette partie de la médecine est pourtant en plein essor, notamment grâce à l'amélioration des techniques d'exploration non invasives telles que l'échocardiographie et le doppler cardiaque, ouvrant alors une nouvelle perspective de la cardiologie : la cardiologie fœtale.

Par l'intermédiaire d'une enquête rétrospective, portant sur une période de cinq années, avec 434 cas recensés, il convient ainsi de s'interroger, dans la limite géographique du Calvados, sur les cardiopathies congénitales dans ce département et, par extrapolation, sur ces résultats confrontés à un niveau national et international. Après quelques rappels et précisions, afin de fixer le contexte des cardiopathies congénitales, nous présenterons alors la méthodologie de notre étude, les résultats, les analyses.

Par souci de clarté, nous avons opté pour scinder nos questionnement autour de trois axes : le diagnostic des cardiopathies congénitales, leur incidence et le devenir des enfants atteints de ces malformations.

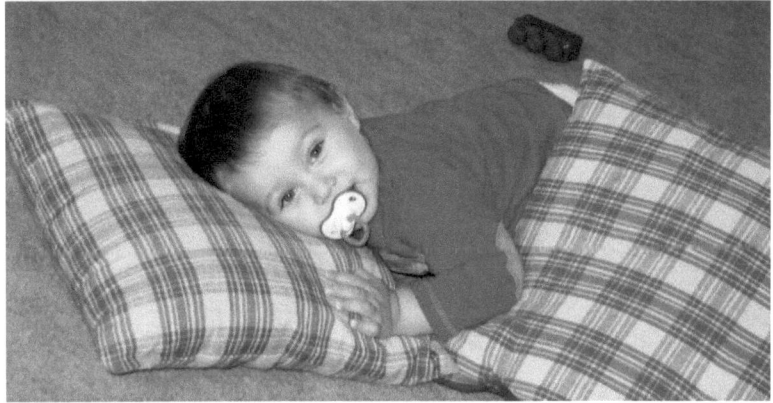

1ère Partie : Approches théoriques

Dans cette première partie, nous débuterons par rappeler des notions simples, autour de la définition des malformations, du qualificatif "congénital" et du champ des pathologies cardiaques connues et étudiées chez l'enfant.

Nous poursuivrons par des rappels embryologiques succincts et une vision des modifications circulatoires de la naissance, afin de mieux comprendre les pathologies que nous allons évoquer tout au long de notre travail.

Nous introduirons, par ailleurs, les modalités de diagnostic, les circonstances qui peuvent mener à suspecter une cardiopathie, tout en balayant les connaissances étiologiques, en vue de préciser les variables que nous avons choisies de suivre chez nos patients.

Nous terminerons, enfin, ce tour théorique, par une approche du cadre légal et de la souffrance que peut générer un tel diagnostic pour une famille.

1. Définitions :

1.1. Définition d'une malformation :

Définir précisément une malformation est, en réalité, assez difficile. Rien d'étonnant donc à s'interroger! Aucune définition ne remporte l'unanimité.

Au sens le plus strict, il s'agit d'un accident embryonnaire qui survient entre l'implantation de l'œuf et la fin de la septième semaine de grossesse, s'opposant ainsi à la *déformation* qui résulte de la lésion d'un organe ou d'une structure déjà formée, et à la *disruption* qui provient de la destruction d'un tissu normal [8].

L'OMS, Organisation Mondiale de la Santé, semble cependant plus proche de la réalité en définissant, comme malformation congénitale, toute anomalie macroscopique qui est présente à la naissance, même si elle n'est pas apparente ou immédiatement décelable. Cette définition, plus littérale, qui suit l'étymologie latine du "*né avec*" (co + genere) est celle utilisée dans ce travail [8].

1.2. Définition d'une cardiopathie congénitale :

Les cardiopathies congénitales regroupent :

- les malformations du cœur et des gros vaisseaux, présentes à la naissance, liées à une anomalie du développement (sous-partie 2) ;

- les malformations issues de la persistance postnatale de structures normales de la vie fœtale (sous-partie 3) ; et

> les myocardiopathies et valvulopathies de révélation plus tardive, en particulier dans un contexte génétique (sous-partie 4).

La classification se poursuit, en général, en trois groupes selon le trouble hémodynamique principal induit par la malformation [9] :

> **Les shunts gauche-droite** : le sang passe du système à haute pression, gauche, vers le système à basse pression, droit, d'où des conséquences sur la voie pulmonaire avec une surcharge anormale.

- ❖ CIA = Communication InterAuriculaire,
- ❖ CIV = Communication InterVentriculaire,
- ❖ CAV = Canal AtrioVentriculaire,
- ❖ PCA = Persistance du Canal Artériel,
- ❖ RVPA = Retour Veineux Pulmonaire Anormal.

> **Les malformations obstructives et anomalies valvulaires** : le muscle cardiaque doit souvent générer un effort supplémentaire pour faire face à l'obstruction.

- ❖ Sténoses pulmonaires,
- ❖ Sténoses aortiques,
- ❖ Coarctation de l'aorte,
- ❖ Interruption de la crosse de l'aorte,
- ❖ Hypoplasie du cœur gauche, du ventricule gauche.

> **Les cardiopathies cyanogènes** : la cyanose est liée à la mauvaise oxygénation du sang par le passage de sang désaturé de la voie droite, vers la voie gauche. Un shunt droit-gauche s'explique souvent par la persistance de la circulation fœtale, sans l'inversion physiologique de la naissance.

- ❖ Tétralogie de Fallot,
- ❖ TGV = Transposition des Gros Vaisseaux,
- ❖ Atrésie pulmonaire,
- ❖ Atrésie pulmonaire, avec CIV,
- ❖ Tronc artériel commun,
- ❖ Maladie d'Ebstein,
- ❖ Atrésie tricuspide,
- ❖ Cardiopathies complexes…

Approfondissons maintenant ces définitions par quelques rappels embryologiques, afin de comprendre les anomalies du développement du tissu cardiaque, à l'origine de malformations congénitales.

2. Notions d'embryologie :

Chez l'homme, l'embryon forme 3 feuillets, qui vont produire organes et tissus du futur enfant. Ces différents feuillets se distinguent vers la fin de la troisième semaine :
- ➢ A l'extérieur, ectoblaste ;
- ➢ A l'intérieur, entoblaste ; et
- ➢ En position intermédiaire, le mésoblaste, qui donne origine à tout l'appareil cardio-vasculaire.

L'embryon essaie de s'autonomiser au niveau vasculaire lorsque ses besoins nutritionnels augmentent. Au milieu de la troisième semaine [1; 9], le tube cardiaque va alors se former, prendre sa courbure, puis se diviser en quatre cavités.

Nous rappellerons ainsi les grandes lignes développementales de la formation de ce tube cardiaque, puis son cloisonnement, mais nous préférons renvoyer nos lecteurs, selon leurs besoins, vers des schémas d'embryologie médicale qui pourront compléter nos propos [1].

2.1. Formation et inflexion du tube cardiaque :
2.1.1. Formation du tube cardiaque :

Dans la partie latérale et céphalique de l'embryon, des cellules de ce troisième feuillet, le mésoblaste, prolifèrent et commencent une différenciation vasculaire. Se créent des amas cellulaires angio-formateurs, où vont progressivement se distinguer :
- ➢ l'aire cardiaque ;

- la cavité péricardique ; et
- Deux aortes dorsales, de part et d'autre de la ligne médiane de l'embryon.

Dans cette même période cependant, le système nerveux croît rapidement en céphalique. Sous cette poussée, l'ébauche cardiaque est poussée de l'avant vers l'arrière et s'enroule, laissant toute la place avant au futur encéphale [1].

Simultanément, le disque embryonnaire, plat à l'origine, se plie en son centre de telle sorte que les structures latérales se rapprochent. Les deux aires cardiaques vont alors s'accoler et fusionner, formant un tube cardiaque unique [1].

2.1.2. **Flexion du tube cardiaque :**

Au début, le cœur ressemble à un simple tube rectiligne ; il s'allonge et il s'infléchit progressivement et des expansions apparaissent :

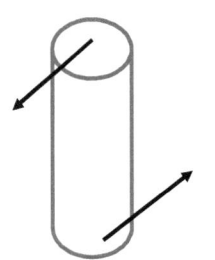

Figure 1 : Tube cardiaque.

- La portion caudale auriculaire prend une direction crâniale dorsale gauche pour former une oreillette unique ;

- La portion crâniale prend, en revanche, une direction caudale ventrale droite et donne l'ébauche du ventricule primitif et du bulbe cardiaque. Ce bulbe évoluera notamment vers la différenciation des deux ventricules et du tronc artériel.

La partie proximale du tube se déplace, de plus, progressivement vers la partie médiane de l'ébauche cardiaque et vient séparer les cavités primitives en oreillettes et ventricules primitifs. L'inflexion produit ainsi déjà de l'extérieur l'agencement de l'ébauche cardiaque en 4 futures cavités.

2.2. Cloisonnement du cœur :

2.2.1. Généralités :

Le cloisonnement du cœur se forme essentiellement entre le 27ème et le 37ème jour [1].

Schématiquement, nous pouvons distinguer quatre régions et moments clefs:

- le cloisonnement de l'oreillette primitive par deux septa (septum primum, septum secundum), qui descendent du toit des cavités, vers le canal auriculo-ventriculaire;

- le cloisonnement et la différenciation du canal auriculo-ventriculaire, carrefour entre oreillettes et ventricules, par la croissance de bourrelets, qui s'allieront à de puissantes fibres musculaires ventriculaires pour former à droite la valve tricuspide et à gauche la valve mitrale;

- le cloisonnement des ventricules primitifs par un septum musculaire, qui pousse du plancher des deux cavités, et un septum membraneux issu des pieds des 4 valves, présentes dans le secteur;

- le cloisonnement du bulbe en tronc artériel qui vrille entre artère pulmonaire, dorsale droite, et aorte, ventrale gauche, avec de petits tubercules qui se creusent en valvules semi-lunaires, pulmonaire droite et aortique gauche. A noter que le bourgeonnement aortico-pulmonaire rejoint les bourrelets auriculo-ventriculaires, pour solidifier les quatre valves et fermer l'orifice interventriculaire en constituant cette partie membraneuse du septum intenventriculaire.

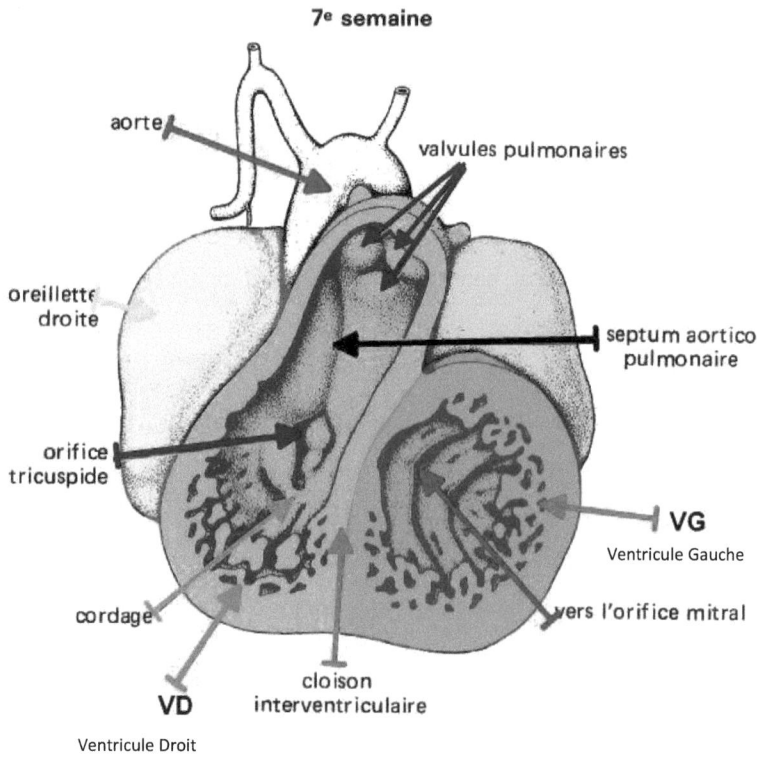

Figure 2: Coupe frontale d'un cœur d'embryon de 7 semaines.

Déduisons maintenant les anomalies éventuelles du cloisonnement de ces quatre régions.

2.2.2. **Anomalies du cloisonnement**:

2.2.2.1 **Anomalies du cloisonnement de l'oreillette primitive**:

Les anomalies du cloisonnement des oreillettes sont parmi les plus fréquentes des cardiopathies congénitales. La littérature apporte une fréquence de l'ordre de 8 à 11 % [1-9-10]. Evoquons notamment les CIA, où persistent une perforation de la cloison interauriculaire.

La clinique d'une CIA est souvent asymptomatique, en lien à un shunt gauche-droit, où une portion du sang non oxygéné passe de l'oreillette gauche directement dans l'oreillette droite et court-circuite la voie classique. Il faut souvent attendre des conséquences pulmonaires (surcharge, tendance aux infections pulmonaires, inadaptation à l'effort), ou une auscultation, pour le diagnostic.

Le pronostic d'une CIA reste cependant souvent très bon, lié à sa taille, avec une possible fermeture spontanée durant les deux premières années. Peuvent être proposés un cathétérisme interventionnel pour une petite CIA centrale, ou une cure chirurgicale, après cinq ans, si la communication est large [9-10].

2.2.2.2. **Anomalies ducloisonnement auriculo-ventriculaire** :

Le carrefour entre oreillettes et ventricules est un point stratégique de l'ébauche cardiaque. Lorsque les bourrelets auriculo-ventriculaires n'ont pas une croissance suffisante et ne fusionnent pas, le canal atrio-ventriculaire commun peut subsister. L'anomalie peut être nommée canal atrio-ventriculaire CAV, mais elle implique forcément une CIA et une CIV.

Cette cardiopathie congénitale est cependant environ deux fois moins fréquente qu'une CIA (≈ 4 % des cardiopathies). Son pronostic et son évolution sont liés à l'importance respective de la CIA et de la CIV [10].

2.2.2.3. Anomalies de la différenciation ventriculaire:

Comme pour les oreillettes, l'anomalie la plus fréquente est la communication entre les deux cavités par défaut de cloisonnement, soit une communication interventriculaire, CIV. Cette cardiopathie serait d'ailleurs la plus fréquente et représenterait environ 40 % de l'ensemble des cardiopathies congénitales.

Par ailleurs, comme la constitution du septum interventriculaire est complexe, avec dans sa composition des éléments issus des valves, du canal auriculo-ventriculaire, et des fibres myocardiques, les étiologies des CIV sont diverses.

Une communication interventriculaire, avec agénésie du septum membraneux, est, par exemple, une anomalie relativement fréquente. Elle peut survenir à l'état isolé ; sa fréquence est de l'ordre de 12 cas pour 10.000 naissances (environ deux fois plus fréquente que les anomalies du cloisonnement des oreillettes) [1-9-10]. Cependant, elle est souvent associée à des anomalies du cloisonnement du tronc et du cône artériels.

2.2.2.4. Anomalies du cloisonnement du tronc et du cône artériel :

Cette région, charnière entre les quatre valves et les tronc artériels, est le terrain de cardiopathies cyanogènes et de malformations obstructives. Citons la tétralogie de Fallot, la persistance d'un tronc artériel commun, la transposition des gros vaisseaux, les sténoses pulmonaires...

➢ La tétralogie de Fallot.

La tétralogie de Fallot est l'anomalie la plus fréquente de cette région. Elle représente 3,6 à 6 % [10] des cardiopathies. Elle provient d'une division inégale du cône, avec une aorte majoritaire, qui prend naissance directement au-dessus de l'orifice interventriculaire et draîne les deux ventricules.

Les quatre anomalies sont:
1) Une sténose de la voie d'éjection du ventricule droit;
2) Une large CIV suite au mauvais alignement de l'aorte et du septum interventriculaire musculaire;
3) Une hypertrophie de la paroi du ventricule droit (HVD), liée à l'hyper-pression régnant dans le ventricule et à la lutte à l'éjection;
4) Une antéposition de l'aorte.

La tétralogie de Fallot constitue la plus importante des cardiopathies cyanogènes. Le traitement est chirurgical, dans les meilleurs cas vers 3 à 6 mois, mais des malaises peuvent faire pratiquer une cure complète en urgence, ou une anastomose de revascularisation pulmonaire de type Blalock (apport de sang aortique vers la voie pulmonaire, par l'intermédiaire de la sous-clavière) [9-10]. Après opération, les patients atteignent l'âge adulte dans 90 % des cas [9-10].

➤ **Persistance d'un truncus arteriosus, ou tronc artériel commun.**

Cette anomalie, beaucoup moins fréquente que la tétralogie de Fallot (1 à 2 % des cardiopathies [10]), s'explique par l'absence de fusion ou la fusion incomplète vers le bas des bourrelets aortico-pulmonaires. Un tronc commun reçoit le sang éjecté du ventricule gauche et du ventricule droit et la cardiopathie est cyanogène. De plus, comme les bourrelets aortico-pulmonaires participent également au cloisonnement du cône artériel, et en partie à celui du ventricule dans sa portion membraneuse, le truncus arteriosus est toujours associé à une CIV.

Le traitement est avant tout chirurgical, en général entre un et trois mois : fermeture de la CIV, séparation aorte-artère pulmonaire, reconstitution de la voie pulmonaire [9-10].

➤ **Transposition des gros vaisseaux (TGV).**

La transposition des gros vaisseaux est une anomalie, de fréquence intermédiaire entre les deux cardiopathies cyanogènes précédentes (5 % des cardiopathies [10]). Elle s'explique par un trajet rectiligne du septum aortico-pulmonaire, alors qu'il est normalement spiralé. Il en résulte un abouchement de l'aorte dans le ventricule droit (VD), et de l'artère pulmonaire dans le ventricule gauche (VG).

Cette malformation n'est pas spontanément viable. Les deux circulations, normalement branchées en série, se retrouvent en parallèle du fait de l'inversion entre le départ de l'aorte et de l'artère pulmonaire. La vie n'est possible qu'en cas d'échanges sanguins, donc soit par une CIA, une CIV, ou la persistance du canal artériel, shunt physiologique droit-gauche entre l'artère pulmonaire et l'aorte.

Est ainsi mis en évidence l'importance du diagnostic anténatal; il permet, d'une part, de prévoir une naissance proche d'un centre spécialisé et, d'autre part, d'optimiser la stratégie thérapeutique [10] :

- ❖ traitement d'attente par cathétérisme (manœuvre de Rashking : création d'une large CIA pour accroître les mélanges sanguins) et médicament (Prostine®, prostaglandines pour maintenir l'ouverture du canal artériel) ;

- ❖ puis cure chirurgicale sur un ventricule gauche encore préparé à sa fonction systémique (au mieux, inversion artérielle selon Jatene, avec correction complète au cours des deux premières semaines de vie). La survie, au cours de la première année, est alors de 70 % avec des mesures palliatives et de 90 % avec une cure complète.

> **Sténose valvulaire pulmonaire :**

Dans cette anomalie, qui représente environ 8 % des cardiopathies [10], la valve pulmonaire est épaisse et dysplasique. Le tronc de l'artère pulmonaire est rétréci, ou même atrésique.

La sténose valvulaire pulmonaire constitue un obstacle ; elle élève alors les pressions ventriculaires droites et provoque, dans un premier temps d'adaptation ventriculaire, une hypertrophie concentrique de ce ventricule. Secondairement, si l'obstacle progresse, le plus souvent lors des périodes de forte croissance (nourrisson et adolescence), le ventricule de désadapte et s'observent alors une dilatation et une hypocontractilité. Peut suivre une insuffisance tricuspide, qui complète la stase veineuse, et provoque une insuffisance cardiaque droite évolutive. La mort survient, dans ces conditions, relativement rapidement. L'objectif est donc d'intervenir avant cette désadaptation ventriculaire :

- ❖ Soit par cathétérisme (dilatation de la valve au ballonnet) pour les plus faibles gradients de pressions entre le ventricule droit et l'artère pulmonaire (50 mmHg $\geq$ gradient $\geq$ 70 mm Hg).

- ❖ Soit par chirurgie pour un fort gradient de pressions ou un anneau hypoplasique : valvulotomie, ou valvulectomie partielle ou totale.

Le pronostic est bon après correction chirurgicale [9-10].

Nous venons ainsi de parcourir rapidement quelques notions embryologiques de la sphère cardiaque, afin de mieux saisir l'origine de certaines malformations congénitales, issues d'un développement anormal in utero. La figure 3 synthétise ces rappels. Observons le et poursuivons ce chemin avec les malformations issues de la persistance postnatale de structures normales de la vie fœtale.

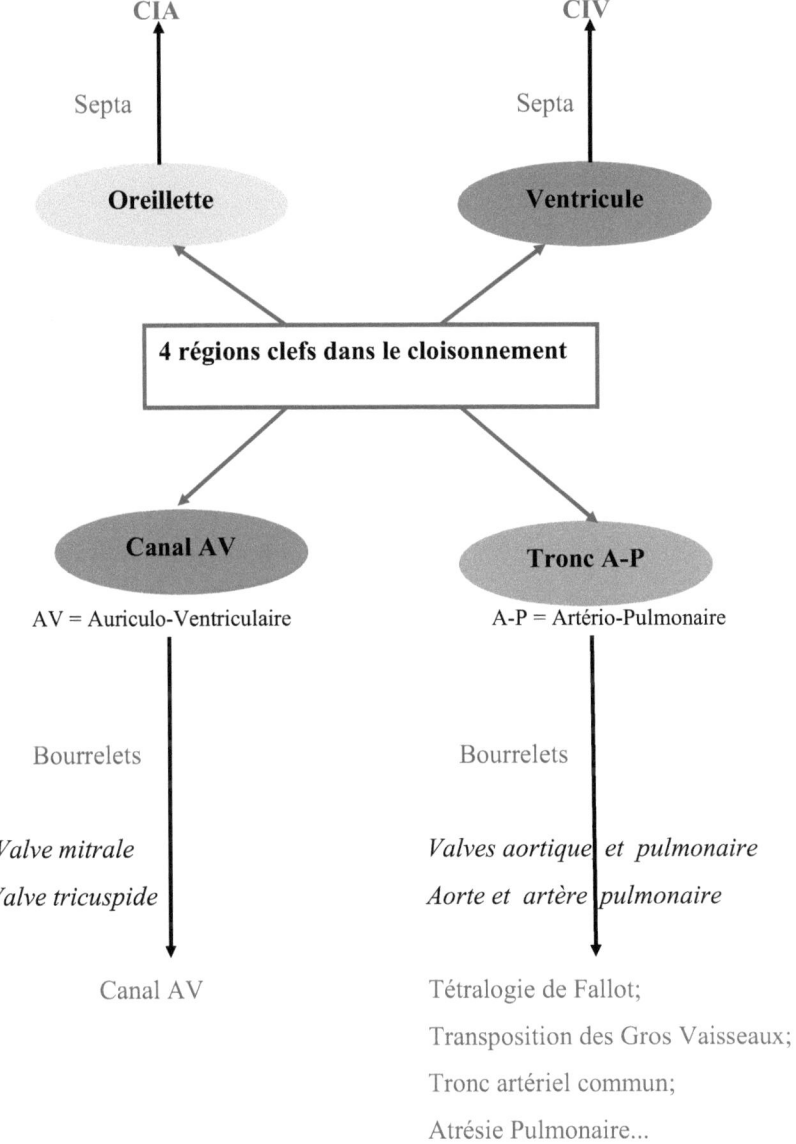

Figure 3 : Schéma simplifié du cloisonnement cardiaque et de pathologies liées.

3. Modifications circulatoires à la naissance :

Commençons par reposer le fonctionnel particulier de la circulation fœtale, pour comprendre les modifications de la naissance.

3.1. Circulation fœtale :

Le fœtus n'a pas de poumon fonctionnel. La circulation artérielle et veineuse du fœtus doit donc d'adapter aux conditions in utero. Elle se distingue ainsi par :
- ➢ une voie pulmonaire, qui n'est que mineure dans les échanges ;
- ➢ la présence d'un organe exceptionnel, le placenta, qui assure échanges gazeux et nutritionnels, grâce à une veine et deux artères ;
- ➢ des shunts physiologiques, voies particulières, présentes normalement seulement in utero, pour faciliter ces échanges. Citons le canal veineux d'Arantius, le foramen ovale et le canal artériel.

Sans les poumons, puits d'oxygène après la naissance, la circulation fœtale suit donc un trajet totalement différent (figure 4) :

1) Le fœtus reçoit le sang oxygéné du placenta par la veine ombilicale.

2) Au moment où ce sang oxygéné arrive au foie, un premier shunt physiologique, le canal veineux d'Arantius, est actif et dérive une partie de ce sang pur vers la veine cave inférieure (VCI) et l'oreillette droite (OD).

3) Dans l'OD, la valvule de la veine cave inférieure canalise en majorité ce sang oxygéné vers le deuxième shunt physiologique, un shunt droit-gauche. Ce shunt constitue une CIA physiologique, à travers le foramen ovale, vers l'oreillette gauche (OG); il court-circuite la voie pulmonaire,

encore immature.

4) La voie gauche suit classiquement avec passage oreillette gauche (OG), ventricule gauche (VG) et éjection dans l'aorte. Les premières branches de l'aorte ascendante, carotides, coronaires, assurent ainsi une irrigation satisfaisante du cerveau, du muscle cardiaque, avec ce sang riche en oxygène.

5) La voie droite serait toutefois hypotrophique si elle était totalement évitée in utero. Le sang appauvri en oxygène, venant de la tête et des membres supérieurs du fœtus arrivent dans l'OD par la veine cave supérieure (VCS) et se mélange au sang oxygéné amené par la veine cave inférieure (VCI).

Une faible quantité de sang de l'OD glisse donc dans la voie droite, à travers la valve tricuspide, vers le ventricule droit (VD) et s'éjecte dans l'artère pulmonaire. Les poumons sont irrigués et le sang, au retour des poumons, se mélangent avec du sang plus oxygéné dans l'OG.

Toutefois, comme les vaisseaux pulmonaires restent longtemps avec une faible capacité et des résistances élevées, le troisième shunt physiologique, également droit-gauche, le canal artériel, permet un nouveau court circuit de la voie pulmonaire. Le sang shunte, à nouveau, en grande partie les poumons: le sang glisse de l'artère pulmonaire vers l'aorte descendante, par le canal artériel. Sont irrigués le tronc et les membres inférieurs.

6) Le circuit se boucle ici avec d'une part, un retour vers la VCI et d'autre part, une orientation vers une oxygénation placentaire via les deux artères ombilicales.

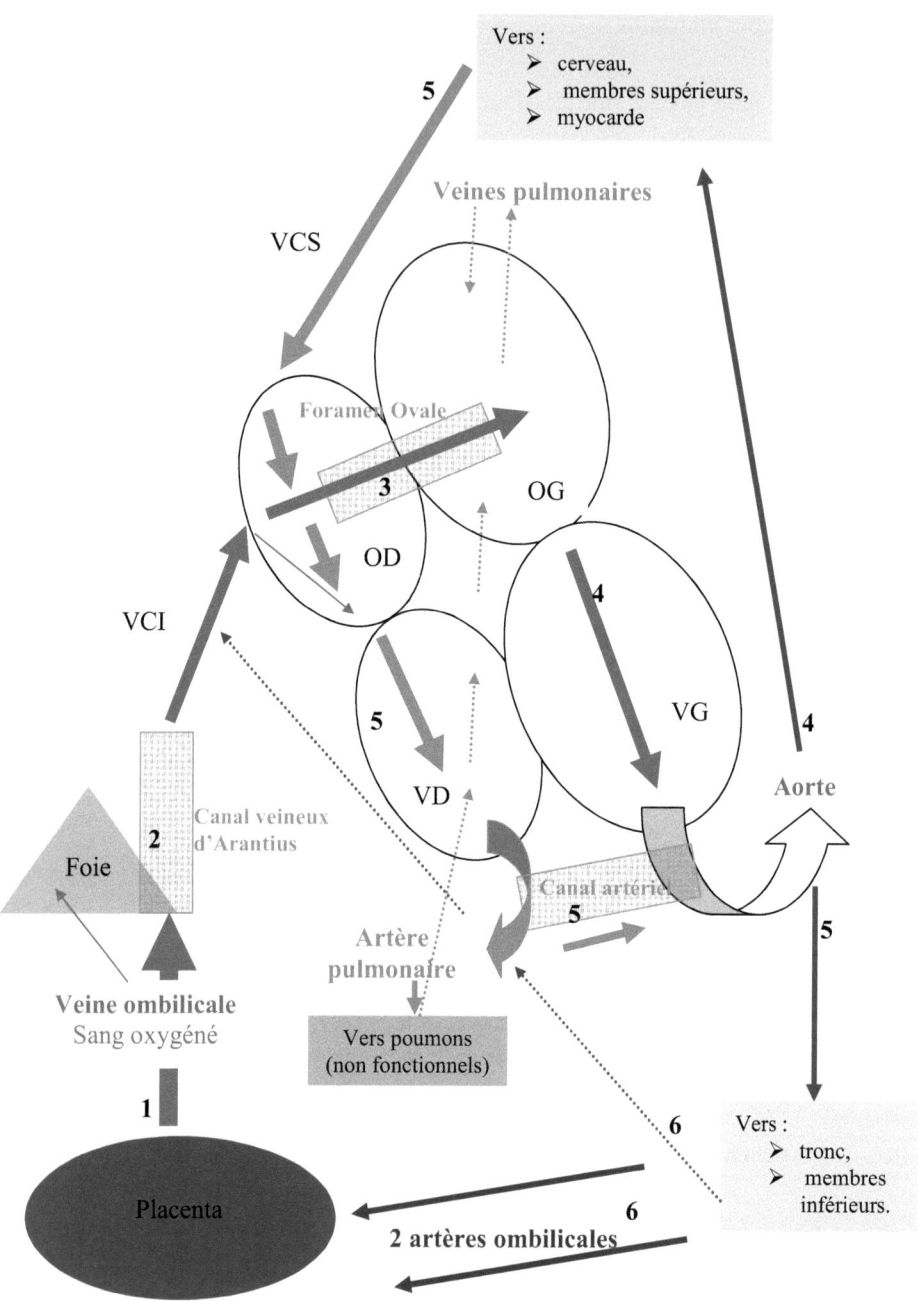

Figure 4 : Schéma de la circulation fœtale.

3.2. **Modifications à la naissance :**

A la naissance, deux évènements sont déterminants pour la circulation sanguine :
- ➢ Clampage du cordon ombilical et interruption des échanges via le placenta et la circulation ombilicale (1 veine et 2 artères ombilicales) ;
- ➢ Ouverture de la voie pulmonaire et déploiement de la barrière capillaire d'échange gazeux.

Physiologiquement, le circuit sanguin intra-utérin subit donc des modifications :
- ➢ Obturation des artères et de la veine ombicale.
- ➢ Fermeture des 3 shunts : canal veineux d'Arantius, foramen ovale, canal artériel.

Les premières inspirations de l'enfant vont totalement modifier le système de pression de la circulation sanguine :
- ➢ croissance rapide du débit dans la circulation pulmonaire,
- ➢ augmentation de la pression dans l'oreillette gauche, et
- ➢ diminution, par conséquent, de la pression dans l'oreillette droite.

Comme nous l'avons déjà vu, l'oreillette primitive s'est cloisonnée de deux septa (septum primum et septum secundum). Le jeu des pressions leur permet alors de s'apposer l'un contre l'autre et d'obstruer les orifices de la cloison, dont le foramen ovale. Cette fermeture physiologique peut toutefois demander une année et reste imparfaite dans 20 à 25 % des cas [9], d'où une possible communication persistante après la naissance entre les deux oreillettes, une CIA.

En ce qui concerne le canal artériel, le jeu des pressions intervient également.

La voie pulmonaire s'ouvre et l'inversion des pressions droit-gauche le court-circuite. Il est important de retenir, qu'à la naissance, le shunt fœtal droit-gauche devient gauche-droit. Le canal artériel s'obstrue alors progressivement, d'une part grâce à la contraction de la musculature lisse de sa paroi et d'autre part, de façon anatomique, par prolifération des cellules de la couche interne de ce tissu sanguin (intima du vaisseau). Le processus peut s'étendre sur un à trois mois.

La persistance d'un canal artériel fonctionnel est cependant une des plus fréquentes anomalies des gros vaisseaux. Comme le canal artériel est une voie fœtale normale, il est impossible de prévoir cette anomalie avant la naissance. Elle s'accroît évidemment chez les prématurés, où la voie pulmonaire est souvent encore immature. Elle représente 8 % des cardiopathies [9-10]. La persistance du canal artériel peut toutefois survenir sur un mode isolé ou associé à d'autres malformations.

Cliniquement, après la naissance, nous pouvons mieux comprendre que le shunt gauche-droit est acyanotique car du sang oxygéné repart dans la voie pulmonaire au lieu de partir pour l'irrigation du corps. Les poumons vont alors être surchargés, d'où une cascade de signe selon l'importance du canal artériel : signes respiratoires, hyperhémie pulmonaire… Le tableau peut évoluer jusqu'à une insuffisance cardiaque.

Le pronostic de cette malformation congénitale est toutefois excellent. Si le canal ne se ferme pas de façon spontanée (parfois chez le prématuré), il est possible d'intervenir médicalement (inhibiteurs de la synthèse des prostaglandines tels Indocid®) ou chirurgicalement.

Ainsi, l'adaptation à la vie extra-utérine suppose une cascade de modifications essentielles pour l'enfant. Il n'est donc pas étonnant que certaines malformations soient bruyantes à la naissance.

Interrogeons nous maintenant sur les éléments, les signes cliniques, qui peuvent orienter vers un diagnostic de cardiopathie congénitale. Nous avons d'ailleurs déjà évoqué des malformations isolées, ou parfois associées, lorsque nous avons abordé les CIV.

Quand est-ce que ce diagnostic de cardiopathie congénitale est donc généralement effectué?

Quels facteurs étiologiques pourraient favoriser une cardiopathie congénitale?

4. **Circonstances diagnostiques :**

Les cardiopathies de l'enfant occupent une place importante dans la pathologie générale pédiatrique, notamment dans leur aspect congénital, qui domine massivement le spectre étiologique. Ces cardiopathies congénitales sont au premier rang des malformations fœtales [11]. Cependant, pour diverses raisons, un certain nombre de ces anomalies échappent au diagnostic prénatal. Le dépistage de masse nécessite donc une grande vigilance lors de l'échographie systématique. De plus, la connaissance des facteurs étiologiques des malformations cardiaques présente un intérêt pratique majeur puisqu'elle permet de définir une population dite « *à haut risque de cardiopathie* ». Il est alors d'usage de retenir quatre grands cadres étiologiques [11] :

- Les malformations relevant de facteurs d'environnement ;
- Les aberrations chromosomiques comportant une malformation cardiaque ;
- Les cardiopathies découvertes dans le cadre de syndromes géniques à transmission mendélienne ;
- Les malformations transmises selon le mode de l'hérédité multifactorielle à seuil, à l'origine desquelles se retrouvent à la fois des facteurs génétiques et des facteurs liés à l'environnement.

4.1. Dépistage et échographie à deux niveaux :

L'auscultation cardiaque fœtale, l'enregistrement cardiotocographique par voie externe sont connus et appliqués depuis fort longtemps en obstétrique ; l'électrocardiogramme fœtal par scalp-électrode est couramment utilisé lors de l'accouchement, mais ce n'est finalement que depuis l'ère échographique qu'est née véritablement la cardiologie prénatale [11]. Cependant, les indications d'une échographie fœtale spécialisée sont bien codifiées, laissant le dépistage de masse le plus souvent aux gynécologues et radiologues. Les sages femmes essaient aussi de rentrer sur le terrain.

4.1.1 Dépistage échographique de première intention :

Le dépistage échographique de première intention, assuré classiquement en France par les gynécologues et les radiologues, rentre dans la traditionnelle échographie du deuxième trimestre, dont le but est de rechercher d'éventuelles malformations cardiaques et extracardiaques. L'échocardiographie fœtale peut en effet être proposée actuellement avec une excellente qualité et fiabilité, à partir de 20 semaines d'aménorrhée. Un échographiste entraîné pourra définir structures, flux, dimensions, fonctions…En cas de doute, un avis cardiopédiatrique sera requis [12-14].

Depuis peu cependant, l'échographie du premier trimestre, avec notamment un signe spécifique «*hyperclarté nucale*», semble orienter vers un diagnostic encore plus précoce. Il est acquis depuis longtemps que cet aspect échographique est associé, assez fréquemment, à des anomalies anatomiques ou caryotypiques [15-16]. Toutefois, il est plus difficile d'affirmer un lien constant, avec des malformations cardiaques, chez des fœtus chromosomiquement normaux [17]. Plusieurs études ont été réalisées pour apprécier la valeur de ce signe. A titre d'exemples, nous pourrions citer:

- des travaux qui ne mettent pas en évidence de relation étroite [18-21] ;
- d'autres qui ne se prononcent pas [22-23] ;
- mais, il apparaît qu'une majorité d'études concluent à un lien significatif entre une nuque claire et épaissie, mesurée au cours d'une échographie entre 10 et 14 SA et des anomalies du cœur ou des gros vaisseaux [24-34].

Par ailleurs, l'équipe américaine du département de gynéco-obstétrique de Cincinnati a validé une méthode d'estimation du risque individuel de cardiopathie congénitale, chez des fœtus chromosomiquement normaux, basée sur la mesure de l'épaisseur de la nuque du fœtus. Un algorithme a été mis au point ; sa sensibilité (probabilité que le test soit positif, si l'enfant est porteur d'une cardiopathie) est de 58 %; la sensibilité augmente à 63 %, si un premier enfant est déjà porteur d'une cardiopathie [24].

Enfin, une autre tendance est la pratique d'une échographie transvaginale, réalisée entre 13 semaines et 13 semaines + 6 jours de gestation, associée ou non à la mesure de l'épaisseur de la nuque du fœtus [35-38]. L'équipe du Danemark a publié une sensibilité de 88 % et une spécificité (probabilité que le test soit négatif, si l'enfant est sain) de 97 %, pour une échographie pratiquée sur un fœtus dont la nuque est épaissie [36].

4.1.2 Dépistage échographique de deuxième intention :

En dehors du cadre réglementaire des échographies trimestrielles, les cardiopédiatres sont interpellés devant [11] :

- Une suspicion de cardiopathies au dépistage de première intention ;
- Des antécédents familiaux de cardiopathies (plus particulièrement : obstacle du cœur gauche, malformations conotroncales à risque de récurrence élevée…) ;
- Des troubles du rythme cardiaque fœtal ;
- Une insuffisance cardiaque fœtale ;
- Un des grands cadres étiologiques cités précédemment et que nous allons maintenant approfondir.

4.2. Les quatre grands cadres étiologiques :

Rappelons-les brièvement avant de les reprendre en détails :
- Facteurs d'environnement ;
- Génétique et aberrations chromosomiques;
- Génétique et syndromes géniques à transmission mendélienne ;
- Environnement et génétique dans une hérédité multifactorielle à seuil.

4.2.1. Les facteurs d'environnement ; éléments de tératogenèse :
[1; 39-44]

En marge du domaine génétique, l'environnement de la femme enceinte peut être tératogène, c'est-à-dire producteur de malformations congénitales. L'étymologie grecque, teras, teratos, monstre, [1] met en évidence toutes les angoisses de ce simple mot dans l'esprit populaire.

Trois éléments sont alors intriqués :
- Une prédisposition génétique de l'individu au développement de malformation cardiaque ;
- Une susceptibilité génétique à un tératogène ;
- Une atteinte survenant durant une période vulnérable de l'embryogenèse cardiaque.

Comme nous l'avons observé dans le chapitre des notions d'embryologie, le moment le plus critique se situe entre la deuxième et la quatrième semaine de gestation [1].
- Avant le soixantième jour de gestation, l'agent tératogène produit une embryopathie, souvent grave ; et
- Après le soixantième jour, l'atteinte cardiaque entre dans une fœtopathie, généralement plus simple et plus rare.

Il convient donc au clinicien de rechercher une éventuelle exposition à différents tératogènes, et d'en faire un point d'appel, pour un diagnostic anténatal de cardiopathie congénitale. Dans ces éléments de tératogénèse à rechercher, nous distinguerons quatre sous-chapitres :
- les infections;
- les médicaments et toxiques;
- les troubles nutritionnels et hormonaux; et
- les dysrégulations immunitaires.

4.2.1.1. Les infections, notamment virales : [45-50]

A retenir principalement :

> ➢ **La rubéole.**

Il a été démontré que le virus de la rubéole était responsable d'un % des cas de malformations cardiaques. Ce chiffre a toutefois tendance à diminuer du fait des programmes de vaccination. De plus, l'affaire Perruche, qui s'est étendue sur plusieurs années, de 1989 à 2000, a largement médiatisé le risque. L'enfant était né handicapé, suite à une infection materno-fœtale par la rubéole. Nous reprendrons cette histoire plus tard.

Classiquement, la rubéole congénitale est la plus connue des infections materno-foetales. Le risque est le syndrome de Gregg, associant des lésions [1] :
- ❖ cardiaques : persistance du canal artériel, rétrécissement pulmonaire, communication interauriculaire ou interventriculaire...30 à 70 % des fœtus atteints de rubéole congénitale sont porteurs d'une cardiopathie ;
- ❖ oculaires : cataracte souvent bilatérale, opacités cornéennes ;
- ❖ auditives : surdité asymétrique, hypoacousie de perception ;
- ❖ neurologiques : microcéphalie ;
- ❖ et autres.

> ➢ **Autres virus : cytomégalovirus, virus coxsackie,...**

Leur rôle tératogène est vraisemblable, mais n'a pas été démontré de façon irréfutable [11].

4.2.1.2. Les causes médicamenteuses et toxiques :

Quelques exemples : Thalidomide; AINS; anti-épileptiques; neuroleptiques; thymorégulateurs; anti-tumoraux; alcool; tabac; toxicomanies.

➢ Le **Thalidomide®**, (thalidomide) [51-54] :

Entre 1956 et 1962, vendu comme un sédatif inoffensif, qui soulageait les nausées de la femme enceinte, le thalidomide® fait encore parler de lui. Ses effets tératogènes sont majeurs avec absence d'oreille interne, paralysie des nerfs crâniens, phocomélies, sténoses anorectales, atteintes cardiaques, rénales, oculaires, surdité, malformations utéro-vaginales.

Il est toutefois encore utilisé aujourd'hui dans de rares indications (lèpre, lupus érythémateux disséminé, maladie de Crohn, myélome multiple) grâce à ses interactions avec le système immunitaire.

➢ **AINS = Anti-Inflammatoires Non Stéroïdiens** :

Tous les AINS (y compris les inhibiteurs de COX-2 et l'aspirine ≥ 500 mg/j) peuvent avoir des conséquences pour le fœtus et en période néonatale. Le risque est majeur à partir du 6ème mois de grossesse (24 SA). Les deux principaux systèmes menacés sont le système cardio-vasculaire et l'appareil rénal.

Les recommandations de l'AFSSAPS, *Agence Française de Sécurité SAnitaire des Produits de Santé*, sont une contre-indication formelle des AINS à partir du début du 6ème mois de grossesse (24 SA), quelle que soit leur voie d'administration [55].

> **Antiépileptiques.**

L'acide valproïque Dépakine® serait le plus tératogène des agents anticonvulsivants. Les malformations, les plus fréquemment observées, sont : des cardiopathies ; des anomalies de fermeture du tube neural (spina bifida) ; des fentes labiales et/ou palatines ; des craniosténoses ; des malformation rénales, urogénitales (hypospadias) et des membres, des dysmorphies faciales.

A l'inverse, les données publiées chez les femmes exposées à la lamotrigine Lamictal®, en cours de grossesse, sont très nombreuses et rassurantes. La lamotrigine n'est pas tératogène chez l'animal [56].

> **Neuroleptiques.**

Les phénothiazines sont les neuroleptiques qui ont été le plus étudiés lors de la grossesse [57]. Les études initiales avaient montré une augmentation du risque de malformations, notamment cardiaques, lors d'une exposition au premier trimestre de grossesse. Cependant, ce risque n'a pas été confirmé dans certaines études contrôlées [58-59]. D'après la méta-analyse de Altschuler et al, l'incidence des malformations après exposition aux phénothiazines au premier trimestre est significativement plus élevée que dans la population générale (2,4 %, p=0,04, odd ratio 1,21) [60].

Les autres neuroleptiques ont été peu étudiées, sauf l'halopéridol et l'olanzapine. Peu d'anomalies congénitales sont décrites avec l'halopéridol. Quant à l'olanzapine, des études préliminaires sur 12 cas de grossesses ont indiqué une absence de tératogénicité [61-63]. Une étude récente, sur un suivi de 610 grossesses, confirme ce résultat.

Les résultats des différentes études épidémiologiques sont donc contradictoires vis-à-vis du risque malformatif cardio-vasculaire, en particulier pour les phénothiazines. De même, aucune donnée n'existe sur le retentissement cérébral fœtal des traitements neuroleptiques prescrits tout au long de la grossesse. Il est simplement acquis que des nouveaux-nés, de mères traitées au long cours par de fortes posologies de neuroleptiques, peuvent rarement présenter des signes digestifs liés aux propriétés atropiniques des phénothiazines et des signes extrapyramidaux [57].

En conséquence, le risque tératogène semble faible. Néanmoins, il apparaît raisonnable d'essayer de limiter les durées de prescriptions, et d'employer des doses minimales, pendant la grossesse. Le rapport bénéfice/risques du maintien du traitement doit être soigneusement évalué. D'après certains auteurs, près de deux tiers des femmes schizophrènes qui arrêtent leur traitement pendant la grossesse rechutent avant la naissance de l'enfant [64]. En parallèle, pour les effets indésirables connus, il convient de diminuer les posologies en fin de grossesse, à la fois pour les neuroleptiques et pour les correcteurs antiparkinsoniens qui potentialisent les effets atropiniques des neuroleptiques.

> **Thymorégulateurs : lithium** [65].

L'action tératogène du lithium semble mieux fondée que celle des phénothiazines. Plusieurs études confirment la possibilité d'un effet malformatif réel mais faible, avec les posologies usuelles, essentiellement au niveau du cœur et des gros vaisseaux, avec en particulier des anomalies au niveau du cœur droit (maladie d'Ebstein) [1; 48; 57; 66-68]. L'enfant reçoit en fait 30 à 100 % de la concentration plasmatique du lithium, pris par sa mère. Il est donc conseiller d'éviter le lithium durant la grossesse.

> **Vitamine A et dérivés (rétinoïdes).**

La vitamine A ou rétinol (beurre, lait, fromage, œuf) entre dans les apports quotidiens recommandés AQR = 400 à 1000 ER (Equivalents rétinol) ou 1 300 à 33 000 UI de vitamine A préformée (légumes verts et tout légume ou fruit colorés : carottes, tomates, melon, persil...).

Les carences entraînent des défauts de vision, un mauvais état de la peau et des muqueuses, qui se retrouvent notamment chez les mères asiatiques ou africaines de bas niveau socio-économique.

En revanche, l'excès, notamment lié à la prise de suppléments vitaminés, ou de médicaments pour l'acné, ou des dermatoses chroniques, est également nocif : nausées, maux de tête, et tératogénicité. Une dose toxique ≥ 3 000 ER est susceptible de déterminer des malformations du système nerveux central, une hypoplasie de l'oreille et de la mandibule, une déformation nasale, et ce qui nous intéresse particulièrement, des anomalies de l'appareil cardio-vasculaire, principalement des CIA ou CIV et des anomalies des gros vaisseaux, anomalies conotroncales comme la tétralogie de Fallot ou la transposition des gros vaisseaux [11; 69-71]. La période à risque concerne essentiellement les deux premiers mois de grossesse, moment clef pour l'organogénèse cardiaque. Cette série de malformations porte le nom d'embryopathie isorétinoïde ou vitaminique A [1; 71].

Le caractère hautement tératogène de ces médicaments, riches en vitamine A, impose souvent une interruption médicale de grossesse, en cas d'exposition en début de gestation. De plus, une contraception est obligatoire pendant tout traitement et, un an après, pour l'étretinate, un mois après, pour l'isotrétinoïne [11].

> **Traitements anti-tumoraux, agents alkylants, radiations ionisantes :**

Sont retrouvées des myocardiopathies, une sclérose du péricarde [1; 11].

> **Alcool.**

L'alcool serait la « drogue » pour laquelle la population réagirait avec le plus de tolérance dans le monde. Des données recueillies par la plate-forme psychiatrique liégeoise ont montré, en 1998, dans une vaste étude épidémiologique, que 9 % des femmes présentent un trouble lié à l'utilisation de l'alcool à un moment donné de leur existence (abus 7 % ; dépendance 2 %) [72]. De plus, est constatée une nette augmentation de la consommation d'alcool chez les femmes âgées de 18 à 24 ans, alors que la fertilité est à son maximum [73].

Le lien entre l'alcoolisme et les malformations congénitales est pourtant bien établi. Le taux d'alcool est en effet aussi haut chez le fœtus que dans le sang maternel [72].

Les anomalies observées sont un retard de croissance dans 80 % des cas, une dysmorphie crânio-faciale (philtrum long et convexe, lèvre supérieure mince, fentes palpébrales rétrécies, hypoplasie maxillaire) et des malformations congénitales dans 10 à 30 % des cas. Ces anomalies congénitales se constituent durant l'organogénèse du premier trimestre et touchent principalement le système nerveux, l'appareil squelettique et évidemment l'ébauche cardiaque. Sont le plus souvent retrouvées des anomalies du cloisonnement des cavités : CIA, CIV.

Ces malformations, associées à un retard staturo-pondéral et mental, constituent le « *syndrome d'alcoolisme fœtal* » [74].

La question très controversée est la quantité d'alcool potentiellement capable d'induire le syndrome. Il est en fait reconnu qu'une imprégnation alcoolique au cours de la grossesse, même modérée, de l'ordre de 1 à 2 verres par semaine, peut-être néfaste [72; 74-75]. Le syndrome, quant à lui, pourrait apparaître dès 6 à 8 verres par jour [72].

> **Tabac.**

Il est aujourd'hui bien établi que le grand tabagisme, durant la grossesse, donne des enfants hypotrophiques [1]. Néanmoins, les données sur le rôle malformatif manquent ; il est, en effet, difficile de proposer une étude prospective à des mères, tout en sachant que le tabac les expose à un danger potentiel.

Cependant, l'étude de la tératogénicité des neuroleptiques a montré que le risque de malformations, liées aux phénothiazines, serait augmenté par la consommation de tabac [57]…Il est donc conseillé d'éviter tout tabagisme durant la grossesse.

> **Toxicomanies** diverses : héroïne, amphétamines et dérivés…

Les opiacés et notamment l'héroïne ne sont pas tératogènes. Cependant, les facteurs d'environnement et le mode de vie des mères consommant des opiacés sont bien souvent délétères pour le fœtus : pauvreté, dénutrition, malnutrition, tabagisme, alcool, vagabondage, prostitution parfois…Il n'est pas rare de constater une grossesse classiquement peu suivie, un avortement spontané, un accouchement prématuré et une souffrance fœtale chronique, avec hypotrophie et possibles malformations [76-77].

Les amphétamines et ses dérivés comme l'ecstasy ont, au contraire, outre les conséquences du mode de vie lié à la toxicomanie, un effet tératogène connu, avec une augmentation des anomalies cardiovasculaires, musculaires et du squelette [58-78]. Toutefois, les données sont encore insuffisantes pour affirmer l'existence d'un seuil en dessous duquel le fœtus serait indemne. La sécurité est donc à nouveau l'abstention de toute prise pendant la grossesse.

4.2.1.3. Les troubles nutritionnels et humoraux :

> **Diabète maternel** :

Nous évoquerons ici le cas du « *diabète sucré* », pathologie issue d'un trouble hormonal concernant l'insuline.

Les enfants de mère diabétique présentent 3 à 5 fois plus de malformations cardiaques que ceux de la population générale : CIV, transposition des gros vaisseaux, coarctation de l'aorte. Ils sont, de plus, exposés à l'apparition d'une myocardiopathie hypertrophique parfois sévère si le diabète est mal équilibré [1; 11; 42; 48-50; 79-80].

Le mécanisme n'est pas élucidé, mais il paraît évident qu'il réside dans l'anomalie de la glycémie, ou de l'insulinémie, ou encore de la conjonction des deux [81-82]. La corrélation est significative entre l'intensité, l'ancienneté de la maladie maternelle et la fréquence des malformations [1]. La vigilance glycémique et le passage à l'insulinothérapie s'imposent alors. Il est de coutume de conseiller de préparer une grossesse au moins 3 mois avant son début, avec un diabète bien équilibré.

> **Phénylcétonurie :**

La phénylcétonurie est une maladie métabolique héréditaire, rare (1/17 000 naissance), mais grave si non diagnostiquée. Elle est donc, aujourd'hui en France, dépistée de façon systématique avec 4 autres maladies génétiques : hypothyroïdie, hyperplasie des surrénales, mucoviscidose et drépanocytose. Le dépistage est simple, effectué par un prélèvement de quelques gouttes de sang au troisième jour de vie du nouveau-né [83].

La phénylcétonurie, en quelques mots, est un trouble de la transformation de la phénylalanine en tyrosine : l'oxydation de la phénylalanine, acide aminé essentiel, en tyrosine est bloquée par mutation du gène codant pour l'enzyme phénylalanine-hydroxylase. La phénylalanine s'accumule alors dans le sang et les tissus et devient toxique [83].

Les femmes phénylcétonuriques doivent donc, avant la conception, reprendre un régime pauvre en phénylalanine, si elles l'ont abandonné. En effet, une hyperphénylalaninémie supérieure à 150 µmol/l (taux conseillé pour la femme enceinte : 60 à 250 µmol/l ; taux conseillé pour un adulte ou un adolescent < 700 µmol/l) pendant la période de l'organogenèse est responsable, dans 15 % des cas environ, de malformations cardiaques, en particulier tétralogie de Fallot, CIA ou CIV. De plus, elle favoriserait l'hypoplasie du cœur gauche. S'associe un risque de microcéphalie et de divers troubles du développement. [49-50; 83].

4.2.1.4. Les causes immunitaires : [41-42].

> ➢ **Lupus érythémateux disséminé :**

Les grossesses de ces patientes sont toujours très suivies. Comme pour le diabète, une vigilance stricte avant et pendant la grossesse est recommandée, autant pour la mère que pour l'enfant.

En ce qui concerne les cardiopathies congénitales, il est à signaler un cas rare : un bloc auriculoventriculaire congénital, par passage transplacentaire des anticorps maternels anti-SSA, appelé aussi anti-Ro (anticorps anti-nucléaires). Toutefois, seules 25 % des femmes lupiques sont porteuses de cette catégorie d'anticorps et, dans ce pourcentage, seuls 1 à 2 % des mères auront une barrière placentaire perméable aux anticorps.

Nous achevons ici notre inventaire, non exhaustif, des facteurs d'environnement pouvant favoriser la survenue d'une cardiopathie congénitale. Poursuivons maintenant notre parcours étiologique par le domaine génétique.

4.2.2. Les aberrations chromosomiques :

Classiquement, les aberrations chromosomiques sont des anomalies du nombre ou de la structure des chromosomes. Il est admis qu'elles représentent, à la naissance, environ 5 % des malformations cardiaques [11; 48; 84]. En fait, des données récentes tendraient à montrer que, lorsqu'une cardiopathie est dépistée in utero, le caryotype fœtal est anormal dans 32 à 57 % des cas [84-85]. Dans cette situation, un caryotype après amniocentèse ou prise de sang fœtal est alors recommandé.

La fréquence et le type de cardiopathie varient en fonction de la nature de l'aberration chromosomique. Les associations ne sont pas fortuites, comme le présente le tableau 1 [39], qui reprend les aberrations les plus connues.

Tableau 1 : Aberrations chromosomiques et cardiopathies congénitales [11; 39; 86-87].

Aberrations chromosomiques	% cardiopathie	Type de Cardiopathies
Trisomie 21 Syndrome de Down 1/750	40 à 50	CAV +++ CIV CIA Tétralogie de Fallot
47, XXY Syndrome de Klinefelter 1/1000	10	RP
45, X0 Syndrome de Turner 1femme/2500	20 à 35	Coarctation de l'aorte +++ Sténose de l'aorte
Trisomie 18 Syndrome d'Edward 1/3000	99	CIV CIA Canal artériel CAV
Trisomie 13 Syndrome de Patau 1/5000	80	CIV CIA Canal artériel Ventricule unique

CAV = Canal Atrio Ventriculaire.
CIA = Communication InterAuriculaire.
CIV = Communication InterVentriculaire.
RP = Rétrécissement Pulmonaire.

4.2.3. Les maladies géniques :

Dans notre parcours étiologique et génétique, nous avons déjà traité les aberrations chromosomiques. Elle sont étudiées au niveau de la cytogénétique, soit au niveau de la cellule même. Nous allons nous situer maintenant, à un niveau encore plus fin, la génétique moléculaire, avec les pathologies géniques. Au sein des pathologies génétiques, les maladies géniques s'illustrent par la présence d'un ou plusieurs gène(s) défectueux dans le patrimoine génétique d'un individu.

Nous balaierons ici rapidement quelques pathologies génétiques, résultat d'une simple mutation de gène. Les lois de Mendel régissent ce cadre monogénique et permettent de prévoir les transmissions aux générations suivantes.

Pour le cas particulier des malformations cardiaques, issues d'affections monogéniques à transmission mendélienne, autosomique ou gonosomique, elles représentent environ 3 % de l'ensemble des cardiopathies [11; 48]. En théorie, elles peuvent se rencontrer dans de nombreuses maladies géniques, mais en pratique, elles ne sont fréquentes et importantes que dans un nombre relativement restreint de situations [11; 50].

En tout cas, dans ce contexte, il faut retenir que l'échocardiographie spécialisée doit être systématique, même s'il n'avait pas été noté de manifestations cardiaques, chez le cas index. Un syndrome donné peut se présenter, en effet, sous des formes cliniques différentes à l'intérieur d'une même famille [11]. La cardiopathie, par exemple, n'est pas toujours présente dans le tableau clinique.

Le tableau 2 nous fournit quelques exemples [11; 40-43; 86-94].

Tableau 2 : Maladies géniques et cardiopathies congénitales.

Maladie génique	Transmission, gène	% CP	Type de cardiopathie
Syndrome de Noonan Pseudo-Turner 1/2000	A-D TPN11 (50 %), SOS1 RAF1, KRAS…	50 à 80	RP ++ Myocardiopathie hypertrophique.
Syndrome de DiGeorge ou CATCH 22 1/5000	A-D (10 à 20 %) ou de novo 22q11.2	70 à 75	CIA, CIV Pathologie conotroncale (Fallot, tronc artériel commum…)
Maladie de Marfan 1/5000	A-D FBN1 Fibrilline 1 (85 % des cas environ) 15q21	Risque = évolution	Prolapsus mitral Anévrisme aortique avec risque de dissection
Syndrome de Williams 1/20 000	A-D 7q11.23 (suppression de gène dont celui de l'élastine)	75	Sténose supravalvulaire aortique
Syndrome de Holt-Oram ou dysplasie atrio-digitale 1/100 000	A-D 12q24 TBX 3, TBX 5	75	CIA +++ CIV

Transmission A-D = Transmission Autosomique Dominante.
CP = Cardiopathie.
CATCH 22 = Cardiac defect + Abnormal facies + Thymic hypoplasia + Cleft palate + Hypo-calcemia.
RP = Rétrécissement Pulmonaire.
CIA = Communication InterAuriculaire.
CIV = Communication InterVentriculaire.

4.2.4. L'hérédité multifactorielle à seuil :

Pour terminer notre revue succincte des étiologies reliées aux cardiopathies congénitales, un dernier groupe de maladies génétiques ne s'explique pas par une aberration chromosomique, n'a pas de transmission mathématiquement évaluable, mais son apparition dans une famille est si fréquente que ces maladies sont qualifiées de « *familiales* ». Il s'agit, par exemple, de certains rétrécissements de l'aorte, de certaines maladies sténosantes du muscle du ventricule gauche [11; 41].

Ce type d'hérédité est en réalité plus complexe que les deux précédents et traduit une interaction entre des facteurs héréditaires et des facteurs liés à l'environnement. Il pourrait cependant intervenir beaucoup plus fréquemment, autour de 90 % des malformations cardiaques [11; 48]. Dans ces circonstances, indiquer à une famille un risque de récurrence, pour une malformation congénitale, nécessite une prudence extrême ; ce risque énoncé ne pourra refléter qu'une appréciation statistique, sans pouvoir être déterminé spécifiquement.

De nombreuses études mettent en évidence que le risque de récurrence de cardiopathies, dans la descendance des sujets atteints, est supérieur à la fréquence des mêmes malformations, dans la population générale. Ce risque dépend, par ailleurs, du sexe du parent porteur de l'anomalie. D'une manière générale, le risque est d'ailleurs plus élevé lorsque la mère est porteuse et transmettrice de l'anomalie. Certains auteurs ont ainsi évoqué la possibilité d'une hérédité cytoplasmique [95-99].

Le tableau 3 reprend ces différences de prévalence : population générale et risque de récurrence en fonction du sexe du parent porteur de l'anomalie cardiaque.

Tableau 3 : Prévalence des cardiopathies congénitales, comparaison entre population générale et transmission dans la descendance.

Type de cardiopathie	Prévalence dans la population Générale ‰	Prévalence dans la descendance, selon le parent porteur	
		Père atteint %	Mère atteinte %
CIV	3-3.7	1.5	4-4.5
CIA	1.1-1.3	2	6-10
CAV	0.3	1	14
RA	0.3-0.5	3	13-18
RP	0.7-0.8	2	4-6.5
CoA	0.5-0.7	2	4

CAV = Canal Atrio Ventriculaire.
CIA = Communication InterAuriculaire.
CIV = Communication InterVentriculaire.
RA = Rétrécissement Aortique.
RP = Rétrécissement Pulmonaire.
CoA = Coarctation de l'aorte.

Nous terminons ici notre parcours sur les grandes lignes étiologiques des cardiopathies congénitales. La figure 5 synthétise les grands cadres étiologiques.

Environnement et virus avaient toutefois introduit un cas de jurisprudence avec la rubéole. Approfondissons alors maintenant cet évènement, afin de mieux cerner les enjeux du diagnostic prénatal et le cadre législatif.

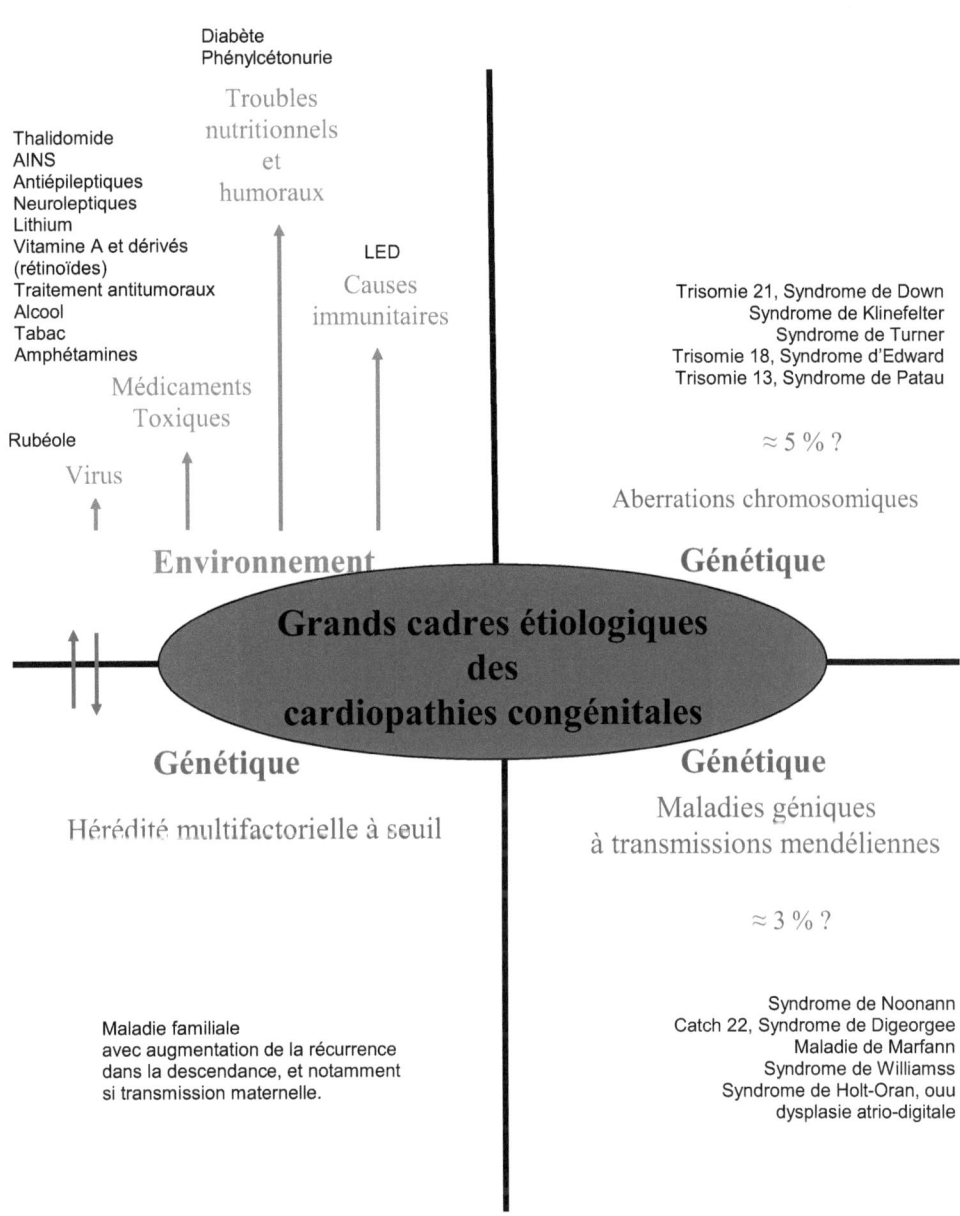

Figure 5 : Grands cadres étiologiques des cardiopathies congénitales.

5. Cadre législatif du diagnostic prénatal :

Le diagnostic prénatal est un enjeu majeur de ces dernières années. Le monde du handicap est, par ailleurs, de plus en plus mis sur le devant de la scène. Nous verrons alors ici une évolution de notre société vers un accroissement de la protection du patient. L'arrêt Perruche et la loi du 4 Mars 2002 font date dans la prise en charge du patient.

5.1. Arrêt Perruche :

Détaillons:
- les faits;
- les demandes de dommages et intérêts; et
- les suites de l'arrêt Perruche avec des conséquences à 3 niveaux, pour les associations de personnes handicapées, les professionnels de l'anténatal et la législation.

5.1.1. Les faits : [100-101].

Le 17 Avril 1982, le médecin traitant de la famille Perruche diagnostique les symptômes de la rubéole chez la petite fille du couple, alors âgée de quatre ans.

Le 10 Mai 1982, le même praticien diagnostique également les symptômes de la rubéole pour Madame Perruche, âgée de vingt-six ans, enceinte. Elle l'informe de sa volonté d'interrompre sa grossesse au cas où le diagnostic de rubéole congénitale serait confirmé. Conformément à la réglementation en vigueur, un sérodiagnostic de rubéole est réalisé. Après deux résultats à 15 jours d'intervalle, et une analyse de contrôle, le médecin et le laboratoire concluent qu'elle est bien immunisée contre la maladie et que la pathologie de sa fille n'aura pas de conséquences pour le futur enfant.

Le 14 janvier 1983, Nicolas naît et présente, un an plus tard, la plupart des manifestations du syndrome de Gregg, signes cliniques de rubéole congénitale [100].

5.1.2. Demandes de dommages et intérêts :

Devant le diagnostic posé sur leur enfant, les parents intentent une action en réparation du préjudice subi et obtiennent gain de cause : par jugement du 13 Janvier 1992, le tribunal de grande instance d'Evry retient que le médecin traitant et le laboratoire ont commis une faute en ce qui concerne l'analyse de contrôle du premier prélèvement, qui était en réalité négatif (taux d'anticorps de $1/160^{ème}$) mais présenté positif [100].

La juridiction les déclare donc « *responsables de l'état de santé de Nicolas Perruche et les condamne in solidum, avec leurs assureurs res*pectifs », à payer:
- ➢ à la famille : une provision de 76 225 euros à valoir sur le préjudice corporel, et
- ➢ à la caisse primaire d'assurance maladie de l'Yonne au titre des prestations versées : 282 203 euros [100].

Toutefois, l'affaire ne s'arrête pas là. Le médecin traitant fait appel et soutient que le laboratoire est le seul responsable.

L'Arrêt du 17 Décembre 1993, par la Cour d'appel de Paris, retient néanmoins que le médecin a commis une faute « *dans l'exécution de son obligation con-*

tractuelle de moyens » et qu'il doit en réparer les conséquences pour Madame Perruche, dès lors qu' « *elle lui avait fait connaître sa volonté et celle de son mari d'interrompre la grossesse en cas de rubéole* ». La Cour d'Appel de Paris confirme donc la condamnation in solidum du médecin traitant et du laboratoire, concernant Madame Perruche. L'indemnisation des parents devient définitive [100]. En revanche, la Cour d'appel réforme partiellement la décision de première instance vis-à-vis de Nicolas, considérant que « *l'enfant ne peut invoquer un préjudice réparable* » et que ses séquelles ont pour seule cause la rubéole et ne résultent pas des fautes commises. Les sommes versées, en exécution du jugement, doivent dans ces conditions être remboursées [100].

Les époux Perruche forment alors un pourvoi en cassation [100]. Ils déclarent vouloir assurer l'avenir de Nicolas et saisissent, à nouveau la justice, pour obtenir réparation cette fois au nom de leur enfant.

Après plusieurs démêlés, la Cour de cassation, en Assemblée plénière, se range derrière les époux Perruche. Intervient ainsi l'Arrêt Perruche du 17 Novembre 2000, en Assemblée plénière. Est énoncé que « *dès lors que les fautes commises par le médecin et le laboratoire, dans l'exécution des contrats formés avec Madame Perruche, avaient empêché celle-ci d'exercer son choix d'interrompre sa grossesse afin d'éviter la naissance d'un enfant atteint d'un handicap, ce dernier peut demander réparation du préjudice résultant de ce handicap, et causé par les fautes retenues* » [100].

> ➢ Avant cet arrêt, tout parent pouvait se retourner contre le médecin, qui n'avait pas su diagnostiquer un handicap. Il s'agissait alors d'obtenir une indemnisation pour le préjudice moral, qu'il avait subi, en raison du mauvais diagnostic.

➢ Avec cet arrêt, pour la première fois en France, la cour de cassation reconnaît le principe d'une indemnisation à un enfant né handicapé, dès lors qu'en raison d'une faute médicale, sa mère a été privée de la possibilité d'avorter. En plus de celle des parents, l'indemnisation du préjudice de l'enfant est nouvelle [100-102].

5.1.3. Les suites de l'arrêt Perruche :

Les conséquences de cet arrêt sont nombreuses autant dans le monde du handicap, que des professionnels et de la justice.

5.1.3.1. L'indignation des associations de personnes handicapées :

Nombreuses associations de parents de personnes handicapées se sont déclarées choquées par le « *principe de discrimination* » de l'Arrêt Perruche. Un « *Collectif des parents contre l'Handiphobie* » est même né. Beaucoup ont dénoncé « *le préjudice du seul fait d'être né* » et mis en avant en avant une porte ouverte à « *l'eugénisme* » [103-105]. Des questions éthiques majeures ont alors été posées :

➢ **L'indemnisation du handicap ou du fait d'être né :** « *préjudice de vie* ».

Dans cette affaire, les médecins ne sont, en effet, pas directement responsables de l'état de Nicolas. Leur responsabilité porte sur une faute de lecture du sérodiagnostic. La conséquence de cette erreur du laboratoire est alors que Nicolas Perruche soit venu au monde. Le tribunal a ainsi admis que sa naissance était pour lui un préjudice. Toutefois, certaines associations de parents se sont élevées, affirmant que l'arrêt signifiait qu'une vie handicapée ne méritait pas d'être vécue : « *la vie handicapée ne peut-elle pas être préférée à la mort ?* [104]?

> **Retentissement parental, en cas d'enfant lourdement handicapé.**

Lorsqu'un enfant né handicapé et que les parents ne sont pas préparés, le deuil de l'enfant idéal est violent. Les émotions des époux Perruche ont alors trouvé des échos auprès de certains parents d'enfants handicapés : reconnaissance de certains de mettre en avant toutes les difficultés de vivre avec un enfant lourdement handicapé, colère chez d'autres face à une relation parent-enfant inscrit dans un préjudice.

Bien souvent, les parents d'enfants lourdement handicapés s'engagent dans un combat quotidien, pour élever et accompagner au mieux leur enfant dans l'amour et la dignité. Comment construire une relation parent-enfant solide et sécure, si l'enfant n'est présenté que comme une erreur médicale, né contre le souhait des parents ? Un enfant est-il simplement une erreur médicale ? Les associations ont ainsi insisté sur la difficulté et l'aspect malsain de cet arrêt, autant pour l'enfant que pour les parents.

> **Questions de l'eugénisme et valeur de la vie : « *pression abortive* ».**

L'idée de préjudice du seul fait de sa naissance pose la question douloureuse de la place des personnes handicapées dans notre société.

Comment nier une pression abortive sur les familles, face à la réalité des difficultés matérielles et psychologiques, qui accompagnent parfois la vie des personnes handicapées dans notre société ?

Que dire d'une interruption médicale de grossesse choisie car « *l'enfant ne trouverait pas sa place dans la société* » ?

Comment ne pas penser à l'« Eugénisme » au sens de sommation de décisions individuelles socialement encouragées ?

Comment une mère peut-elle vivre facilement le choix contre-nature de soit faire naître son enfant handicapé, soit l'éliminer ?
Quel est le prix d'une vie avec un handicap ?

L'arrêt Perruche s'inscrit ainsi dans une tendance lourde, l'élimination de plus en plus systématique des atteintes anténatales au moindre doute.

5.1.3.2. Les réactions des professionnels :

Très vite, tout le monde du diagnostic anténatal a réagi à l'Arrêt Perruche. Les praticiens de l'obstétrique et de l'échographie ont très vite craint, d'une part, un « *eugénisme de précaution* » afin d'éviter les procès et, d'autre part, une démission massive des échographistes [107-109].

En 2005, le centre national d'études des mouvements sociaux a confirmé une évolution de la profession avec le départ de nombreux radiologues, gynécologues, échographistes non spécialisés en échographie fœtale. Plusieurs ont dénoncé le danger médico-légal de l'activité et les problèmes éthiques. L'activité s'est déplacée en majorité vers l'hôpital, grâce à la protection de la structure hospitalière et vers une hyperspécialisation [102 ; 107-109].

Par ailleurs, les montants des primes d'assurance se sont mis à flamber pour garantir des praticiens, de plus en plus susceptibles de se retrouver, un jour, devant un tribunal. Dans son enquête [107], Yves Ardaens, radiologue lillois, a souligné que la moitié des radiologues ont eu une surprime de l'ordre de 2 500 euros (16.400 francs) après l'arrêt Perruche.

5.1.3.3. Les suites dans la législation :

> **D'une première proposition «** *anti Perruche* **» à la loi «** *anti Perruche* **» :**

Le 13 décembre 2000, Jean-François Mattéi, professeur de pédiatrie et génétique, député des Bouches du Rhône, président du groupe Démocratie Libérale à l'Assemblée Nationale, dépose un amendement pour interdire "*l'indemnisation du fait de la naissance*", mais la démarche n'aboutit pas [100-102].

Le 13 décembre 2001, un an plus tard, Jean-François Mattéi relance sa proposition : "*nul n'est recevable à demander une indemnisation du fait de sa naissance*".

La loi est finalement adoptée le 19 février et promulguée le 4 mars 2002. L'article premier de la loi du 4 Mars 2002 reprend cette proposition de loi de l'Assemblée nationale et vient mettre un coup d'arrêt à « *la jurisprudence* dite *Perruche* » [100]. Cet article premier est nommé, par certains, « *loi anti-Perruche* » tandis que la loi du 4 Mars 2002, dans son intégralité, prend le nom du ministre de la santé actuel, « *loi Kouchner* ». Jean-François Mattéi lui succédera d'ailleurs au renouvellement ministériel du 7 Mai 2002.

Dans cet article premier de la loi du 4 Mars 2002, l'idée est ainsi que le préjudice d'un enfant né handicapé n'est pas réparable, excepté si le handicap résulte d'une faute directe du médecin. Seul est réparable le préjudice personnel des parents.

Les charges particulières pour l'enfant handicapé entrent dans le domaine de la solidarité nationale.

Une question va toutefois resurgir : à partir de quand s'appliquent les dispositions de la loi du 4 Mars 2002 ?

> **Glissement dans le code de l'action sociale et des familles.**

L'article premier de loi du 4 Mars 2002 est moins favorable aux familles que l'arrêt Perruche de Novembre 2000 [100; 105; 108; 111]. Certaines familles montent alors au créneau, saisissent même la Cour Européenne des droits de l'homme. La loi prévoit pourtant une indemnisation au nom de la solidarité nationale, mais cet alinéa n'est pas entendu.

Dans ce climat de contestation, l'article premier de la loi du 4 Mars 2002 est donc abrogé et glisse dans le code d'action sociale et des familles par l'article 2 de la loi du 11 février 2005, relative aux handicapés et à l'égalité des chances. Elle s'inscrit dans un mouvement gouvernemental, tourné vers une sensibilisation de toute la population, auprès de la personne handicapée. La notion de prise en charge par la solidarité nationale est résinifiée.

> **Censure Européenne.**

Suite aux démarches des familles, intentées après la promulgation de la loi du 4 mars 2002, la Cour Européenne des Droits de l'Homme condamne la France, le 6 octobre 2005, dans deux décisions, Draon et Maurice. Il est mis en avant que l'application de la loi Kouchner prive des familles d'une indemnisation satisfaisante [100-102; 112-113].

> **Cour de cassation Française** :

En 2006, puis en 2008, la juridiction française s'aligne sur les directives européennes. La Cour de Cassation pose, d'une part, une non-rétroactivité de la loi et précise, d'autre part, la limite de la « *manifestation du dommage* ».

En pratique, pour les dommages révélés avant le 7 Mars 2002 (date d'application de la loi Kouchner), le régime reste celui la jurisprudence Perruche, avec une indemnisation complète de l'enfant handicapé supportée par les professionnels de santé. Pour les dommages révélés après le 7 mars 2002, le régime est celui de l'article premier de la loi du 4 mars 2002.

Restait à déterminer si l'article L. 114-5 du Code de l'action sociale et des familles était bien conforme à la Constitution [100-102; 112-113].

> « *Question Prioritaire de Constitutionnalité* » (**QPC**) **du 11 Juin 2010**.
La réforme constitutionnelle du 23 Juillet 2008 permet à toute personne, partie à un procès, de saisir le Conseil constitutionnel si elle soutient qu'une disposition législative porte atteinte aux droits et libertés que la Constitution garantit, en application de l'article 61-1 de cette Constitution [112-114].

L'une des toutes premières QPC a concerné le dispositif anti Perruche. Les enjeux restaient majeurs, avec outre l'éthique, toute une place économique et notamment le risque de déstabiliser à nouveau le monde du diagnostic anténatal, des échographistes et de leur assurances.

La décision du Conseil Constitutionnel du 11 juin 2010 [112-114] est alors une validation du dispositif législatif, à l'exception d'une censure partielle sur « *son application immédiate aux affaires en cours* ». Le Conseil Constitutionnel considère, en effet, que le caractère rétroactif « *sur les affaires en cours* » porte atteinte aux droits des personnes qui avaient saisi la justice antérieurement à sa promulgation.

En pratique, seules les procédures entamées pour « *l'indemnisation du préjudice d'être né* », avant l'entrée en vigueur de la loi, donc avant le 7 Mars 2002, sont recevables.

Par ailleurs, la Haute juridiction judiciaire approfondit encore cette question et donne une interprétation plus extensive de cette censure partielle du Conseil Constitutionnel. Le 15 décembre 2011, la Première chambre civile de la Cour de cassation précise la non-rétroactivité de la loi et indique que les affaires, concernant des enfants nés avant le 7 mars 2002, mais dont l'action en justice a été introduite postérieurement à cette date, ne sont pas concernées par la loi Kouchner. La jurisprudence Perruche reste donc la règle pour les enfants, nés avant le 7 mars 2002, sans tenir compte de la date de début des démarches auprès de la justice.

Ainsi, le monde du diagnostic anténatal a été bouleversé par l'histoire et les conséquences de l'Arrêt Perruche. Nous pouvons observer « un avant » et « un après » autant dans le monde du handicap que chez les professionnels, les assureurs et la justice. Arrêtons-nous maintenant quelques instants sur l'ensemble de cette loi Kouchner, afin de mieux comprendre le décor législatif actuel.

5.2. **La loi du 4 Mars 2002 :**

La loi Kouchner « *relative aux droits des malades et à la qualité du système de santé* » s'ouvre, comme nous l'avons décrit précédemment, sur le correctif administré par le législateur au juriste concernant l'arrêt Perruche [111]. Elle apparaît dans un contexte largement prévisible et annoncé, et traduit une volonté sociale déterminée de faire évoluer le domaine de la santé. Une analyse détaillée montre que les 125 articles de la loi concernent tous les domaines et constituent « *une véritable révolution culturelle* » imposée à la médecine [115]. La mutation traduit une évolution de la société, des mentalités, de la médecine : un système meurt, un autre naît.

- ➢ La logique médicale paternaliste, guidée par le principe de protection, avec comme références l'implicite et l'oral, tend à disparaître.

- ➢ En revanche, une logique différente, construite autour du principe d'autonomie, dont les règles nouvelles sont l'explicite et l'écrit, prend naissance et s'impose [115-118].

La loi peut être considérée sous l'angle d'un rééquilibrage des rapports entre soignants et patients, avec dans cette évolution, plusieurs caractéristiques :
- ➢ Droit au secret des informations ;
- ➢ Droit d'être informé de son état de santé ;
- ➢ Droit de partager des décisions ;
- ➢ Droit d'accès aux informations, au dossier médical ;
- ➢ Désignation d'une personne de confiance.

Le médecin n'est plus tout puissant face aux informations ; le patient doit désormais être informé, afin d'obtenir des éléments clairs, appropriés, qui l'aideront à partager les décisions le concernant. Le patient devient plus actif et a le choix de désigner une personne de confiance, pour l'aider, le seconder ou même le représenter s'il n'est pas en capacité de s'exprimer et de recevoir l'information.

La loi se donne comme utilité de répondre à plusieurs problèmes de niveau et de logique assez différents. Plusieurs domaines sont concernés. Elle s'intègre dans le code de santé publique, mais touche également le code civil, le code pénal, le code de procédure pénale, le code de la Sécurité sociale, le code du travail, et le code de l'action sociale et des familles [115-118]. Elle se divise en quatre grands titres :

- Titre 1 : Solidarité envers les personnes handicapées.
- Titre 2 : Démocratie sanitaire.
- Titre 3 : Qualité du système de santé.
- Titre 4 : Réparation des conséquences des risques sanitaires.

Ainsi, le cadre législatif autour du monde anténatal et des cardiopathies congénitales a énormément évolué ces dernières années. Les professionnels ont dû suivre, afin d'accompagner toujours au mieux les jeunes patients et leurs familles, sans se laisser oppresser par la crainte de l'erreur et de la plainte en justice.

Après ce tour théorique et ces quelques rappels embryologiques, diagnostiques et législatifs, rentrons maintenant dans notre étude de cas.

2ème Partie :
Étude personnelle

Afin de poser le cadre de notre étude, nous verrons successivement différents points de notre travail :
- ➢ le cadre institutionnel ;
- ➢ les objectifs ;
- ➢ les questions posées par cette recherche ;
- ➢ les moyens mis en œuvre ; et
- ➢ la planification, dans le temps, des recherches.

1. Cadre institutionnel:

Par définition, le cadre institutionnel est l'ensemble des règles, des structures, qui dirigent les citoyens, l'Etat, ... Dans les cardiopathies congénitales et notre recherche française, nous avons eu à nous questionner sur deux niveaux :
- ➢ le cadre général de la recherche en France ; et
- ➢ le cadre local du travail.

1.1. Cadre institutionnel général :

Les cardiopathies congénitales sont recensées dans quelques régions de France, au sein de registres spécifiques. Néanmoins, les données sont partiellement confidentielles et peu accessibles pour d'éventuelles études comparatives.

Citons, cependant, en référence :
- ➢ le registre des malformations congénitales du Bas-Rhin (Strasbourg) ;
- ➢ le registre des malformations congénitales des Bouches-du-Rhône (Marseille) ;
- ➢ le registre des malformations congénitales du Centre-Est de la France

(Lyon) : édition chaque année d'une brochure « *Dysplasie* », retraçant les activités de l'Institut Européen des Génomutations [119] ; et
- le registre des malformations congénitales de Paris (Villejuif).

1.2. **Cadre institutionnel local :**

L'étude concerne les hôpitaux, maternités et quelques cabinets privés du Calvados. La couverture des maternités approche 100 % pour les naissances.

Au niveau hospitalier, les cas sont recensés sur le centre régional de Caen et ses structures périphériques. Les services et professionnels participants sont précisés dans l'annexe 1.

Le nombre de naissances annuelles, pour le département, est une donnée INSEE (Institut National des Statistiques et des Etudes Economiques).

Le cadre règlementaire de l'étude est ainsi posé. Poursuivons par les objectifs, afin de mieux cerner l'intérêt scientifique de la recherche.

2. Objectifs de la recherche :

Pour être mise en œuvre, acceptée et tout simplement réalisée, la recherche se doit d'être intéressante et d'apporter des réponses à plusieurs niveaux. Nous avons donc posé des objectifs généraux, extrapolables au domaine médical dans son ensemble, et des objectifs plus spécifiques du domaine des cardiopathies congénitales.

2.1. Objectifs généraux :

2.1.1. Objectif de prévention secondaire :

La prévention secondaire consiste à faire diminuer la prévalence de la maladie, c'est-à-dire en langage simplifié, le stock de la maladie.

L'étude a donc pour but, dans un premier lieu, d'améliorer le dépistage des cardiopathies congénitales, à travers une meilleure connaissance des circonstances ante- et postnatales du diagnostic d'une cardiopathie congénitale, avec l'éclosion de possibles nouvelles données, comme une hyper clarté nucale.

2.1.2. Mesure de l'état de santé de la population :

L'étude a une portée statistique avec une mesure de l'état de santé d'une population, bien précise du Calvados : incidence globale, mortalité et létalité.

Pour rappels :

> L'incidence (I) est la mesure de la fréquence de survenue de cas nouveaux dans la population étudiée, sur une période préalablement définie.

$$I = \frac{\text{Nombre de nouveaux cas}}{\text{Population exposée}} \times \frac{1}{\text{Période}}$$

> La mortalité (M) est le nombre total de décès, pour la période d'étude, rapporté à la population totale.

$$M = \frac{\text{Nombre Décès (période d'étude)}}{\text{Population totale}}$$

> La létalité (L) est le nombre total de décès parmi les malades, pour une période préalablement définie, sur le nombre total de malades.

$$L = \frac{\text{Nombre de Décès malades (période d'étude)}}{\text{Nombre total de malades}}$$

2.2. Objectifs spécifiques :

2.2.1. Evaluation du diagnostic anténatal :

L'étude tente d'apprécier la qualité du diagnostic anténatal, son avancée sur le diagnostic postnatal, tout en observant les circonstances ayant conduit à un diagnostic de cardiopathie congénitale.

2.2.2. Incidences spécifiques :

Outre l'incidence générale des cardiopathies congénitales dans le calvados, l'étude a pour objectif de déterminer des valeurs d'incidence, propres au Calvados, et spécifiques selon le type de cardiopathie congénitale.

2.2.3. Devenir de l'enfant :

L'étude tente d'estimer le devenir de l'enfant atteint de cardiopathie congénitale, en s'appuyant sur des indicateurs médicaux couvrant la période in utero et la première année de vie. L'étude offre une image plus précise de la survie, ou non, de ces enfants atteints de cardiopathie congénitale, et des moyens mis en place depuis la période in utéro.

Le devenir est ainsi décliné en termes de :
- ➢ pourcentage de mort in utero pour la population étudiée ;
- ➢ pourcentage d'interruptions médicales de grossesse ;
- ➢ devenir au cours de la première année.

En ce qui concerne la première année de vie, nous pouvons enfin résumer les possibilités de manière manichéenne :
- ➢ soit mort de l'enfant,
- ➢ soit survie de l'enfant.

Dans ces deux cas, notre recherche a toutefois eu le souci d'approfondir cette apparente simplicité, qui se heurte encore à la mort, pour mieux évaluer ce devenir à un an. Nous avons alors questionné les circonstances de la mort éventuelle, ou de la survie :

- ➢ Mort par absence de traitement, en absence de traitement, par traitement inefficace, par insuffisance cardiaque, par détresse respiratoire, par infection ou autre...

- ➢ Survie sans traitement avec une simple surveillance, sans traitement dans l'attente d'une chirurgie ou d'un cathétérisme, avec traitement médical, avec chirurgie, avec soins palliatifs ou avec cathétérisme.

Les objectifs sont ainsi posés dans une globalité médicale, mais aussi plus précisément, sur la question des cardiopathies congénitales dans le Calvados. Avançons alors maintenant notre travail intellectuel, en formulant les questions, issus de ces objectifs à atteindre.

3. Identification des questions :

3.1. Dépistage et place du diagnostic anténatal :

Nous cherchons à mieux connaître, mieux dépister les cardiopathies congénitales. Le diagnostic anténatal des cardiopathies congénitales est, par ailleurs, en bouleversement, grâce d'une part à l'amélioration des techniques d'exploration non invasives telles que l'échocardiographie et le doppler et d'autre part, à la meilleure connaissance des facteurs de risque et circonstances de ce diagnostic.

- Comment s'effectue, au moment de notre étude, le dépistage des cardiopathies congénitales dans le Calvados, département français?

- Quelle est la place du diagnostic anténatal, dans le Calvados, par rapport au diagnostic postnatal ?

- Existe-t-il des circonstances diagnostiques particulières, dans le Calvados, orientant vers une cardiopathie congénitale ?

- Quelle part reste-t-il au diagnostic postnatal ?
  Quelles en sont les circonstances ?

3.2. Mesure de l'état de santé :

Comme nous l'avons signalé en introduction à notre travail, les cardiopathies congénitales sont reconnues comme les plus fréquentes malformations découvertes à la naissance, avec notamment une forte proportion de communication interventriculaire [9-10]. Toutefois, compte tenu qu'aucune étude statistique n'a encore été conduite dans le Calvados, il convient de s'interroger, pour plus de précision, sur les chiffres de ce département.

> ➤ Quelle est donc l'incidence globale des cardiopathies congénitales dans le Calvados ?

> ➤ Quelles sont les cardiopathies les plus fréquemment diagnostiquées ?

3.3. Pronostic :

Les cardiopathies congénitales sont des maladies, qui lèsent un organe vital, le cœur. L'inquiétude est donc légitime, quel que soit le diagnostic, et tout un chacun peut s'interroger sur les conséquences d'une cardiopathie congénitale. En théorie, le pronostic reste très variable, parfois très bon, d'un simple retard de fermeture d'un ostium avec une simple surveillance échographique, à plus réservé, pour des maladies potentiellement létales.

Nos questions précisent alors ce devenir de la période de la conception à l'âge d'un an de ces enfants malades.

> ➤ Quelle est le devenir des enfants atteints de cardiopathie congénitale? La létalité est-elle très élevée ?

- Quelle est la part de mortalité avant la naissance, pour ces enfants atteints de cardiopathies congénitales ? Quelles sont les proportions de morts in utero, d'interruptions médicales de grossesse ?

- Le devenir des enfants atteints de cardiopathies congénitales varie-t-il selon l'âge du diagnostic ?

- Comment évoluent les enfants, atteints de cardiopathie congénitale, au cours de leur première année de vie? Quelle est la part de chaque thérapeutique : surveillance clinique et échographique ? médicamenteuse ? chirurgicale ? interventionnelle par cathétérisme ?

Ainsi, en réponse à nos objectifs, les questions sont posées. Il convient maintenant de savoir quels moyens nous avons mis en place pour parvenir à nos fins.

4. Les moyens :

Apprécions :
- ➤ les premiers pas de notre travail, avec une étude préalable ;
- ➤ la population étudiée, critères d'inclusion et d'exclusion ;
- ➤ les données : sources des données, procédures de collecte ; et
- ➤ la qualité des données.

4.1. Etude préalable :

Nous avons effectué un pré-test, pour apprécier la qualité, la faisabilité du questionnaire, sur un échantillon réduit, à savoir sur 10 dossiers antérieurs à la période d'étude.

4.2. Population de l'étude :

4.2.1. Critères d'inclusion :

Sont inclus tous les enfants de mères domiciliées dans le Calvados, atteints de cardiopathies congénitales, nés du 1er Janvier 1996 au 31 Décembre 2000, quel que soit leur devenir :
- ➤ Viable,
- ➤ Mort in utero,
- ➤ Interruption médicale de grossesse.

Le devenir au cours de la première année de vie regroupe l'étude complète de 1996, 1997, 1998, 1999. Pour l'année 2000, le suivi a pu être effectué sur un an pour les enfants nés du 1er Janvier au 31 Août, puis des 11 aux 8 premiers mois pour ceux nés après le 1er Septembre.

Les pathologies retenues sont : les cardiopathies congénitales isolées ou élément d'un syndrome polymalformatif.

La localisation géographique est réduite au Calvados, sur divers pôles hospitaliers [Annexe 1] :
- Caen,
- Bayeux,
- Deauville,
- Falaise,
- Honfleur,
- Lisieux, et
- Vire.

4.2.2. Critères d'exclusion:

L'étude ne retient pas :

- Les enfants nés ou suivis dans le Calvados, mais non domiciliés dans ce département (Orne, Manche, Seine Maritime) ;

- Les pathologies telles que les troubles du rythme, les déficiences de la contractilité ventriculaire, les épanchements péricardiques isolés, les tumeurs cardiaques, les myocardiopathies ;

➢ Les enfants domiciliés dans le Calvados, et nés dans d'autres départements, à l'exception des naissances organisées en région parisienne, dans un centre chirurgical (Le Plessis-Robinson, Massy), en accord avec le CHU de Caen.

4.3. Données à recueillir :

4.3.1. Sources des données :

Les données ne proviennent que de sources indirectes :
➢ DIM : Département d'Information Médicale;
➢ Dossiers cliniques ;
➢ Archives ;
➢ Fichiers informatiques ; et
➢ Comptes-rendus anatomopathologiques :

❖ Fœtus atteints de cardiopathie congénitale, et pour lesquels une interruption médicale de grossesse a été pratiquée entre le 1er Janvier 1996 et le 31 Décembre 2000, dans une des maternités du département, ou

❖ Fœtus adressés dans un autre cadre pathologique, et pour lesquels une cardiopathie a été diagnostiquée.

Les décès ont été recueillis directement à partir des dossiers médicaux, et non des sources INSERM (Institut National de la Santé et de la Recherche Médicale), afin d'éviter le biais de non déclaration des enfants non viables qu'on retrouve dans ces sources.

4.3.2. **Procédure de collecte** :

4.3.2.1. Méthodes:

La collecte s'est effectuée par fiches de recueil, à partir d'un masque de saisie, issu du logiciel EPI-INFO 6.04 cfr [Annexes 2].

La collecte est réalisée auprès :
- Des gynécologues attachés sur les différentes maternités (N = 52) ;
- Des pédiatres (N = 27) ;
- Des cardiopédiatres (N = 2) ; et
- Du laboratoire d'anatomopathologie du CHU de Caen.

Chaque professionnel a reçu un courrier, puis des contacts ont été assurés. Les deux cardiopédiatres ont permis un accès large, autant à leurs dossiers, qu'aux archives.

L'analyse est réalisée avec le même logiciel, EPI-INFO 6.04 cfr.

4.3.2.2. Autorisations :

L'accès au dossier a été conditionné par l'accord écrit des différents responsables des services concernés.

4.4. **Qualité des données** :

Les médecins des principaux services ont validé les données recueillies, tout en appréciant les critères d'exhaustivité et de précision.

Le recueil s'est réalisé sur un mode actif, par l'intermédiaire d'une personne unique (Nathalie COULON), afin d'assurer une collecte de données la plus complète possible, sans variation interpersonnelle sur l'interprétation des différents critères sélectionnés. Le département a été couvert, dans son intégralité, par cette personne unique.

Ainsi, nous venons d'étudier les moyens, mis en œuvre, pour réaliser l'étude dans les meilleures conditions de réalisation possible. Reste maintenant le paramètre « temps » à associer.

5. **Plan de la recherche :**

Le travail s'étend sur 3 années :

- ➤ Protocole : de Novembre 2000 au 17 Juillet 2001 ;

- ➤ Recueil de données : du 18 Juillet 2001 au 30 Septembre 2001 ;

- ➤ Saisie des données : du 1er au 7 Octobre 2001 ;

- ➤ Analyse des données : du 8 au 16 Octobre 2001 ;

- ➤ Rédaction du rapport Final : Octobre 2001 à Octobre 2002 ;

- ➤ Approfondissement dans une thèse de doctorat en médecine : Octobre 2002 à Octobre 2003.

3ème Partie : Résultats

Nous présenterons ici, de manière non exhaustive, mais le plus synthétique possible, les résultats de notre travail.

Nous poserons d'abord le cadre avec des résultats généraux sur notre population recueillie et étudiée. Puis, nous poursuivrons en cherchant à pointer les données, que nous utiliserons, pour répondre aux questions posées précédemment, notamment :
- ➤ le diagnostic : anténatal ? Postnatal ? Circonstances du diagnostic ?
- ➤ mesure de l'état de santé avec des incidences spécifiques ; et
- ➤ devenir de l'enfant de la période in utéro à sa première année de vie.

1. Résultats généraux :

434 cas de cardiopathies congénitales ont été repérés sur la période d'étude, dans le Calvados. L'incidence globale, sur les cinq ans, est estimée à 10,60 pour mille, avec un intervalle de confiance de plus ou moins 1 pour mille. Le tableau 4 et le graphique 1 rassemblent les détails (nombre de cardiopathies, nombre de naissances, incidence) pour chaque année.

68.9 % (N = 299) des enfants ont été suivis par des cardiopédiatres ; les autres étaient pris en charge en néonatalogie ou par les pédiatres des hôpitaux.

Tableau 4 : Incidence des cardiopathies congénitales.

Critères / années	1996	1997	1998	1999	2000	Total
Nombre de cas	69	101	90	83	91	434
Nombre de naissances *	8281	7882	8184	8205	8501	41053
Incidence en %	0.833	1.281	1.100	1.012	1.070	1.060
1.96*VAR au carré en %	0.196	0.248	0.226	0.217	0.218	0.099
IC incidence 95 % inférieur	0.637	1.033	0.874	0.785	0.841	0.956
IC incidence 95 % supérieur	1.029	1.530	1.326	1.228	1.276	1.154

*Naissances domiciliées sources : INSEE, Etat civil, INSERM.

IC = Intervalle de Confiance.

VAR = Variance.

Graphique 1 : **Nombre de cardiopathies, nombre de naissances, incidence en % / année.**

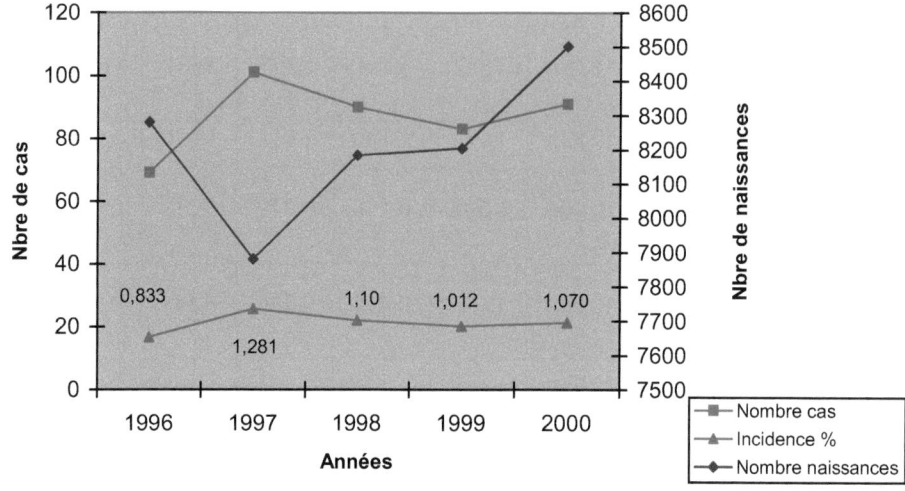

2. Diagnostic :

Pour 7,1 % des enfants (N = 31), l'information sur le moment du diagnostic n'a pas pu être retrouvée.

2.1. Diagnostic anténatal :

15,4 % (N = 62) des cas ont été diagnostiqués en anténatal. Sur ce total, 67,7 % (N = 42) des cardiopathies ont été retrouvées, après une suspicion pathologique dans la sphère cardiaque, lors de l'échographie obstétricale du 2ème trimestre.

Les deux autres circonstances diagnostiques les plus fréquentes, en anténatal, sont :
- ➢ une échographie d'un fœtus, avec une anomalie extracardiaque : 12,9 % (N = 8) ; et
- ➢ un fœtus avec antécédents ou anomalies de maladies chromosomiques : 6,5 % (N = 4).

Le terme moyen du diagnostic anténatal est de 24 SA (information retrouvée pour 55 enfants sur 62 recueillis en anténatal, soit 88,7%), avec une médiane de 23 SA.

Graphique 2 : Principales circonstances diagnostiques en anténatal.

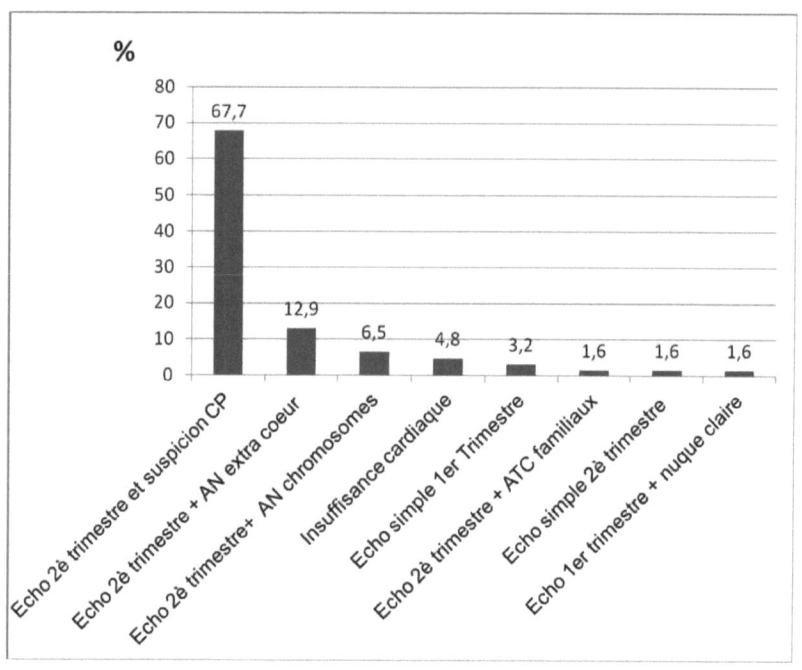

2.2. Diagnostic Postnatal :

2.2.1. Circonstances diagnostiques :

84,6 % (N = 341) des cas ont été diagnostiqués en postnatal. La principale circonstance diagnostique est un souffle cardiaque, dans environ trois quarts des cas.

Par analogie à la période anténatale, le graphique 3 et le tableau 5 regroupent les principales circonstances diagnostiques des cas découverts en postnatal.

Graphique 3 : Principales circonstances diagnostiques en postnatal.

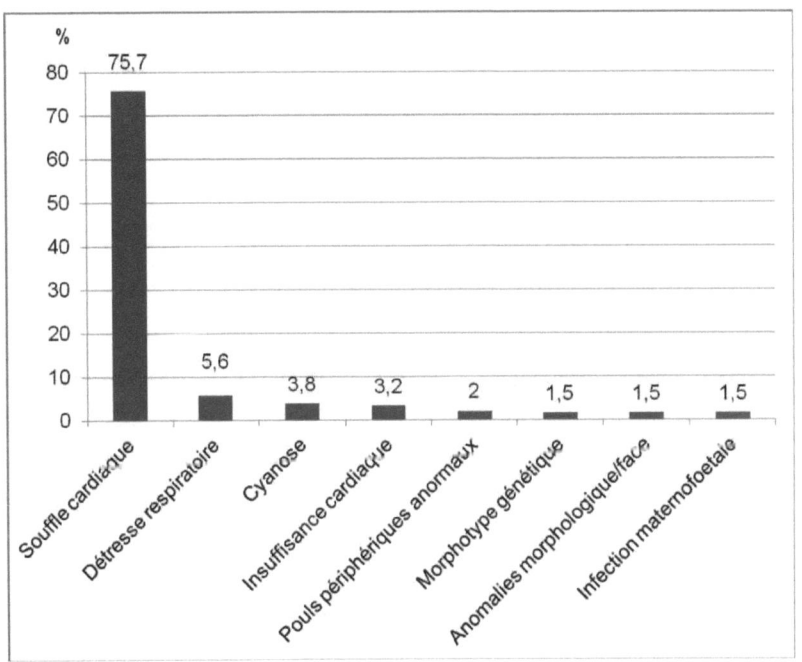

Tableau 5 : Principales circonstances diagnostiques en postnatal.

Circonstance du diagnostic postnatal	Effectif	% sur 341	% sur 434
Souffle cardiaque	258	75.7	59.2
Détresse respiratoire	19	5.6	4.4
Cyanose	13	3.8	3
Insuffisance cardiaque	11	3.2	2.5
Pouls périphériques anormaux	7	2.0	1.6
Morphotype génétique	5	1.5	1.2
Anomalie morphologique / face	5	1.5	1.2
Anomalie morphologique / tube digestif	2	0.6	0.5
Anomalie morphologique / thorax	1	0.3	0.2
Anomalie morphologique / rein	1	0.3	0.2
Anomalie morphologique / ORL	1	0.3	0.2
Infection materno-foetale	4	1.2	0.9
Infection respiratoire de l'enfant	2	0.6	0.5
Antécédents de cardiopathies	3	0.9	0.7
Anomalies chromosomiques	3	0.9	0.7
Anomalies sur l'écho 1er trimestre	1	0.3	0.2
Anomalies sur l'écho 2ème trimestre	1	0.3	0.2
Maladie du tissu élastique	1	0.3	0.2
Médicament Thalidomide	1	0.3	0.2
Ethylisme maternel	1	0.3	0.2
Diabète maternel	1	0.3	0.2
TOTAL	341	100	78.2

2.2.2. Age du diagnostic en postnatal :

L'information a pu être renseignée chez 349 patients. 70,5 % (N = 246) des patients ont été diagnostiqués lors de la première semaine de vie, soit dans la période néonatale précoce, entre 0 et 7 jours de vie. A l'opposé, le diagnostic est intervenu un peu plus tardivement, après 6 mois, dans seulement 1,4 % des cas (N = 5).

Le tableau 6 et le graphique 4 exposent la répartition des cas diagnostiqués entre les périodes néonatale précoce, néonatale tardive, et post-néonatale.

Tableau 6 : Age du diagnostic postnatal.

Age du diagnostic postnatal	Effectif	% sur 349
Période néonatale précoce (0 à 7 jours de vie)	246	70.5
Période néonatale tardive (8 à 28 jours de vie)	48	13.7
Période post-néonatale (29jours à 1 an de vie)	55	15.8
Total	349	100

Graphique 4 : Répartition du diagnostic postnatal / âge du diagnostic.

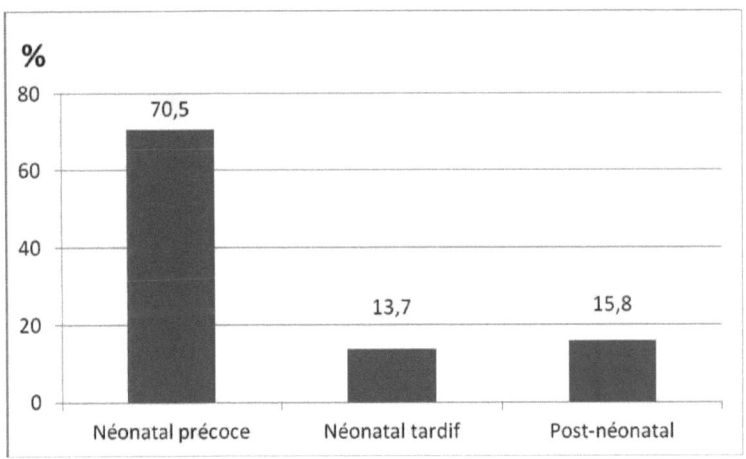

3. **Incidence des pathologies cardiaques:**

Dans notre étude, la majorité des cardiopathies apparaît isolée, avec 378 cas, soit 87,1%. L'aspect génétique n'est présent que dans 6,5 % des cas ; la trisomie 21 et la trisomie 18 sont alors les plus représentées dans cette catégorie.

Le tableau 7 et le graphique 5 mettent en évidence l'ensemble des grands cadres pathologiques, observés dans notre travail.

Tableau 7 : Cadres pathologiques des cardiopathies congénitales.

Cadre pathologique	Effectif	% sur 434
Inconnu ou autre	12	2.8
Cardiopathies isolées	378	87.1
Cardiopathies dans un syndrome poly malformatif d'ordre génétique :	28	6.5
Trisomie 21	12	2.8
Trisomie 18	5	1.2
Trisomie 13	3	0.7
CATCH 22	3	0.7
Monosomie 5	2	0.5
Turner, XO	1	0.2
Maladie de Marfan	1	0.2
Syndrome de Williams.	1	0.2
Cardiopathies syndromiques sans génétique identifiée	16	3.6
TOTAL	434	100

Graphique 5 : Répartition des grands cadres pathologiques.

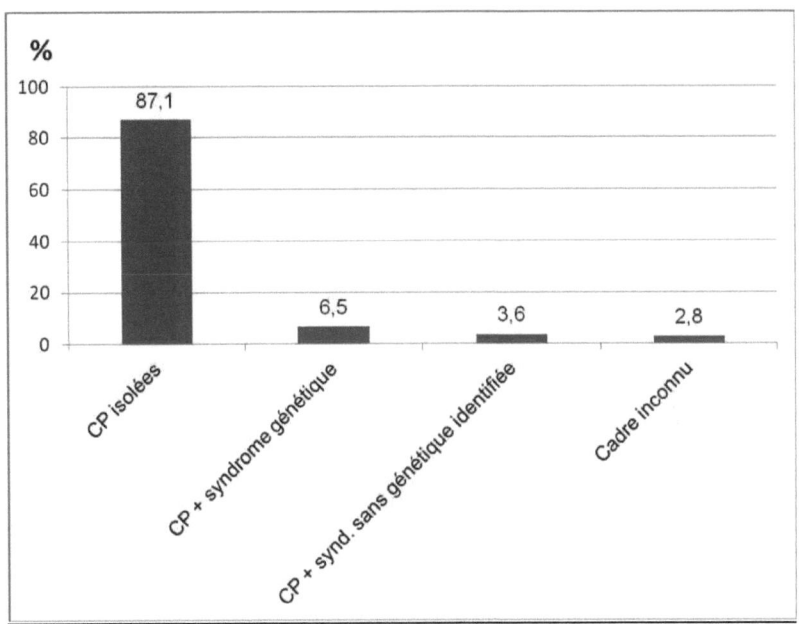

Pour le détail, d'une part, le cadre «syndrome sans génétique identifiée » est très polymorphe :

- Cardiopathie (CIA) sur fœtopathie éthylique : N = 1.

- Cardiopathies associées à une malformation faciale isolée : N = 4.
  - Interruption de la crosse de l'aorte et sténose pulmonaire (branche) ;
  - CIV musculaire ;
  - CIV musculaire et retour veineux pulmonaire anormal ;
  - Atrésie pulmonaire avec CIV.

- Cardiopathies associées à des malformations faciales et rénales : N = 2.

- ❖ CIV musculaire ;
- ❖ Canal atrioventriculaire.

➢ Cardiopathie (dextrocardie) associée à des malformations faciales et squelettiques : N = 1.

➢ Cardiopathie (CIA et sténose pulmonaire) associée à des malformations faciales + neurologiques : N = 1.

➢ Cardiopathie (sténose aortique) associée à des malformations rénales isolées : N = 1.

➢ Cardiopathie associée à des malformations squelettiques isolées : N = 3.
- ❖ CIA ;
- ❖ Coarctation de l'aorte ; et
- ❖ Transposition des gros vaisseaux.

➢ Cardiopathie (CIA) associée à des malformations neurologiques isolées (hydrocéphalie bilatérale symétrique) : N = 1.

➢ Cardiopathie (CIV membraneuse et défaut de rotation aorte-artère pulmonaire) au sein du complexe OEIS (Omphalocèle, Exstrophie vésicale, Imperforation anale, Spina bifida : N = 1.

➢ Cardiopathie au sein d'un situs inversus complet : N = 1.

D'autre part, à côté des syndromes polymalformatifs génétiques bien connus aujourd'hui, des cardiopathies s'intègrent dans des anomalies génétiques ponctuelles :

- Hypoplasie du ventricule gauche et trisomie 9 en mosaïque ;
- Canal atrioventriculaire et trisomie 15 ;
- CIV membraneuse et délétion 11q23 ;
- Coarctation de l'aorte et délétion 4p- 8p- 22q ;
- Tétralogie de Fallot et délétion du chromosome 1 ;
- Dextrocardie et translocation équilibrée ;
- Tronc artériel commun et translocation 4-12 ;
- Canal atrioventriculaire et mutation autosomique récessive du gène DHCR 7, qui entraîne un déficit en 7-déhydrocholestérol réductase, enzyme qui convertit le 7-déhydrocholesterol (7DHC) en cholestérol situé en 11q-13, réalisant le Syndrome de Smith Lemli Opitz. Ce syndrome se caractérise par des anomalies congénitales multiples, un déficit intellectuel et des troubles comportementaux. Son incidence est estimée à 1/20 000-1/40 000 naissances [120].

Le tableau 8 et le graphique 6 font apparaître les diverses pathologies recueillies, avec le détail de la période diagnostique, ante ou postnatale.

Tableau 8 : Types de cardiopathies (diagnostic anténatal & postnatal).

Type de cardiopathie	Effectif	% sur 434	Effectif anténatal	% diag anténatal	% anténatal sur 403
Shunts gauche-droit					
CIA	67	15.4	3	4.5	0.7
CIV musculaire.	92	21.2	1	1.1	0.2
CIV membraneuse	53	12.2	5	9.5	1.2
CIV musculo-mb	4	0.9	0	0	0
CAV	16	3.7	8	50	2.0
PCA	52	12	0	0	0
RVPA	0	0	0	0	0
Malformations obstructives et anomalies valvulaires					
RP	26	6	5	19.2	1.2
RP (tronc, branches).	15	3.4	0	0	0
RA	11	2.5	0	0	0
Coarctation aorte.	19	4.4	5	26.3	1.2
Interruption crosse aorte.	2	0.5	0	0	0
Hypoplasie VG.	14	3.2	12	85.7	3.0
Cardiopathies cyanogènes					
Tétralogie de Fallot	11	2.5	3	27.3	0.7
Atrésie pulmonaire	5	1.2	3	60	0.7
Atrésie pulmonaire avec CIV	3	0.7	2	66.7	0.5
TGV	19	4.4	7	36.8	1.7
TAC	4	0.9	4	100	1.0
Maladie d'Ebstein.	1	0.2	0	0	0
Atrésie tricuspide	3	0.7	2	66.7	0.5
CP complexe	5	1.2	0	0	0
Autres cardiopathies					
	12	2.8	2	22.2	0.5
Total					
Total	434	100	62	14.3	15.4

CIA = Communication InterAuriculaire ; CIV = Communication InterVentriculaire ; CAV = Canal AtrioVentriculaire ; PCA = Persistance du Canal Artériel ; RVPA = Retour Veineux Pulmonaire Anormal ; RP = Rétrécissement Pulmonaire ; RA= Rétrécissement Aortique ; TGV = Transposition des Gros Vaisseaux ; TAC = Tronc Artériel Commun ; CP = Cardiopathie.

A noter que le pourcentage total du diagnostic anténatal apparaît, dans l'avant dernière colonne, pour les 434 cas. Nous n'avons retenu que les 403 moments diagnostics connus pour le chiffre anténatal avancé précédemment : 15, 4 %. Ce pourcentage est d'ailleurs en accord avec la dernière colonne du tableau.

Dans notre étude, les cinq cardiopathies les plus fréquentes, par ordre décroissant, sont:
- ➤ CIV musculaire : 21,2 % ;
- ➤ CIA : 15,4 % ;
- ➤ CIV membraneuse : 12,2 % ;
- ➤ PCA : 12 % ; et
- ➤ Sténose pulmonaire valvulaire : 6 %.

Ce sont donc surtout les shunts gauche-droite.

En ce qui concerne le diagnostic anténatal, les cardiopathies les plus détectées in utéro sont :
- ➤ Tronc artériel commun : 100 % ;
- ➤ Hypoplasie du VG : 85,7 % ;
- ➤ Atrésie pulmonaire avec CIV : 66,7 % ;
- ➤ Atrésie tricuspide : 66,7 % ;
- ➤ Atrésie pulmonaire : 60 % ; et

Les cardiopathies cyanogènes sont ainsi les plus représentées dans ce diagnostic anténatal.

Graphique 6 : Diagnostic ante / postnatal par pathologie.

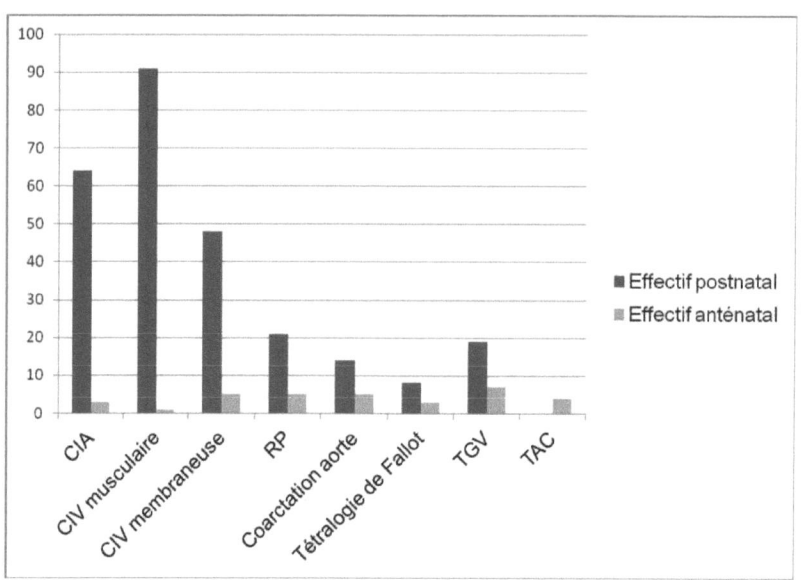

Le plus souvent, soit dans 87,6 % des cas, le diagnostic médical comprend une seule cardiopathie (N = 376).

Si deux cardiopathies sont associées (N = 58), les premières en fréquence sont :
➢ Une CIV membraneuse (N = 5), avec une CIA ; et
➢ Une sténose pulmonaire du tronc ou des branches (N = 5), avec une CIA.

Les effectifs sont cependant trop faibles pour déceler une relation statistiquement significative, entre les associations. Il en est de même pour la relation entre les types de cardiopathies et l'année.

4. Devenir de l'enfant :

Précision le devenir au cours de la grossesse, les décès rencontrés dans notre travail et terminons sur l'évolution au cours de la première année de vie.

3.3. Devenir au cours de la grossesse :

Au jour de la naissance, le devenir est connu pour 398 enfants.

Dans les 36 cas non renseignés, soit encore 8,3 % des 434 cardiopathies, l'incertitude repose souvent entre prématurité ou grossesse à terme, puisque la majorité des enfants apparaîtront dans le devenir à 1 an. Le tableau 9 et le graphique 7 font ressortir les résultats de l'étude.

Tableau 9 : Devenir des enfants au cours de la grossesse.

Devenir	Effectif	% sur 398	% sur 434
Grossesse à terme	264	66.3	60.8
Prématurité	85	21.3	19.6
IMG	36	9.1	8.3
Mort in utero	9	2.3	2.1
Grossesse post-terme	4	1	0.9
Total	398	100	91.7 (8,3 % non renseignés)

IMG = Interruption Médicale de Grossesse.

Graphique 7 : Devenir des enfants au cours de la grossesse.

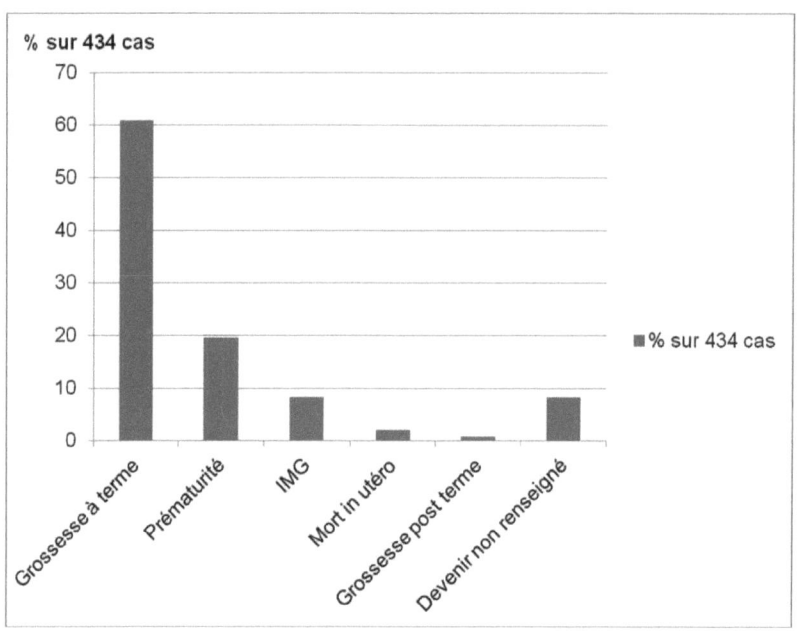

Les cardiopathies, retrouvées chez les enfants décédés par mort in utero, sont :
- Hypoplasie du ventricule gauche : N = 4.
- Communication interventriculaire membraneuse : N = 2.
- Sténose valvulaire pulmonaire, associée à une hypertrophie cardiaque : N = 1.
- Sténose aortique : N = 1.
- Atrésie pulmonaire : N = 1.

93,2 % (N = 381) des 409 grossesses, dont le type a été identifié, sont simples. On a noté 27 grossesses gémellaires, et 1 grossesse triple.

La grossesse se termine :
- en moyenne à 37,2 SA,
- en médiane à 39 SA,
- avec un minimum à 25 SA et un maximum 42 SA (IMG et morts in utero exclues).

Le poids, au terme de la grossesse, est
- en moyenne de 2826,6 grammes,
- en médiane de 3850 grammes,
- avec un minimum de 550 grammes et un maximum 4760 grammes ; IMG et morts in utero exclues).

Le tableau 10 rassemble les détails de chaque année.

Tableau 10 : **Paramètres de poids par année** (IMG et morts in utero exclues).

Poids / Année	1996	1997	1998	1999	2000
Minimum	1170	930	900	800	550
Centile 25	2440	2495	2460	2040	1490
Médiane	2950	3205	2860	3060	2910
Centile 75	3480	3640	3345	3390	3330
Maximum	4350	4760	4190	4200	4140
Effectif	47	76	68	57	70
Moyenne	2927.660	3005.395	2874.426	2725.965	2600.257
Ecart-type	805.309	859.528	676.385	934.520	1002.674

3.4. Mortalité :

La mortalité foeto-infantile se scinde traditionnellement en quatre indicateurs, la mortinatalité, la mortalité néonatale précoce, la mortalité néonatale tardive et la mortalité post-néonatale, que le tableau 11 et le graphique 8 représentent.

Tableau 11 : Mortalité de 28 SA à 1 an.

Indice de mortalité	Effectif	% sur 27	% sur 434
Mortinatalité (28 SA à la naissance)*	11	40.7	2.5
Mortalité néonatale précoce (0 à 7 jours)	10	37.0	2.3
Mortalité néonatale tardive (8 à 28 jours)	5	18.5	1.2
Mortalité post-néonatale (29ème jour à 1 an)	1	3.7	0.2
Total	27	99.9	6.2

*Dans ce cadre mortinatalité, nous avons compté 8 interruptions médicales de grossesse (IMG) et 3 morts in utero. Les autres cas d'IMG ou de morts in utero interviennent avant vingt-huit semaines d'aménorrhée, donc ne sont pas comptabilisés dans ces indicateurs.

Graphique 8 : Mortalité de 28 SA à 1 an.

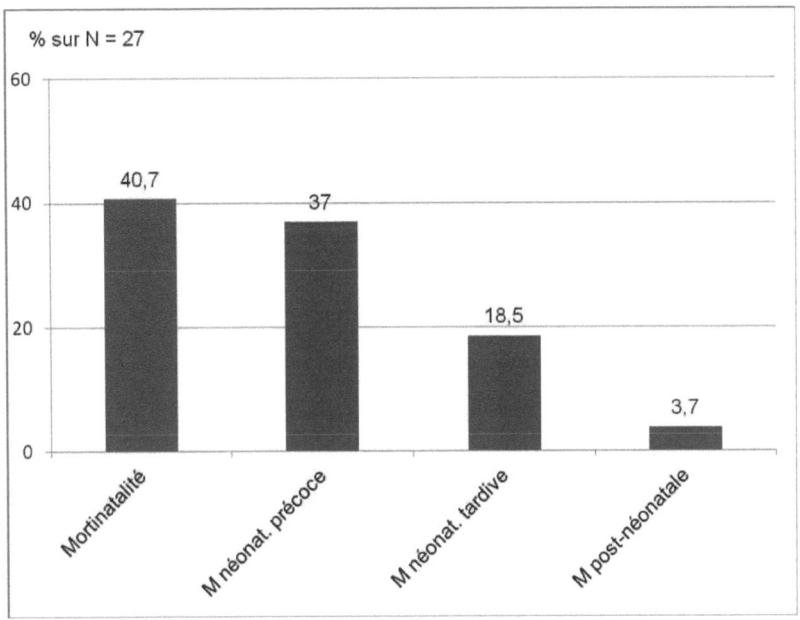

Sur les 434 patients de l'étude, le nombre total de décès est N= 61, soit une mortalité générale de 14,1 %, dont :

> 36 interruptions médicales de grossesse, soit 8,3 % ;

> 9 morts in utero, soit 2,1 %, dont les causes ne sont pas strictement cardiaques ;

> 16 décès au cours de la première année de vie, soit 3,7 %, qui apparaissent dans la somme des mortalités néonatale précoce, néonatale tardive et post-néonatale (10 + 5 +1 = 16).

Afin de mieux comprendre les causes de décès dans la première année de vie (N = 16), nous pouvons préciser les détails :

- 7 enfants sont décédés sans aucun traitement envisagé ;

- 4 décès dans un contexte d'insuffisance cardiaque majeure ;

- 3 décès malgré une tentative de traitement médicamenteux ;

- 1 décès des complications d'une infection nosocomiale à staphylococcus aureus multi résistant, ayant entraîné une hypoxémie réfractaire avec insuffisance rénale et collapsus. Cet enfant, prématuré à 28 SA, est né avec un large canal artériel, persistant jusqu'à son 10ème jour de vie malgré le traitement médical par Indocid®, et aggravant son état respiratoire ; et

- 1 décès des conséquences d'un syndrome de Fraser, ensemble regroupant des anomalies oculaires, des anomalies des membres et des extrémités, des malformations cardiaques et une hypotrophie rénale bilatérale.

Le tableau 12 et le graphique 9 mettent en évidence la répartition des 61 décès.

Tableau 12 : Répartition des décès sur l'étude entière.

Répartition des décès	Effectif	% sur 61
Interruption Médicale de Grossesse	36	59.0
Mort in utero	9	14.8
Décès au cours de la 1ère année	16	26.2
TOTAL	61	100

Graphique 9 : Répartition des décès sur l'étude entière.

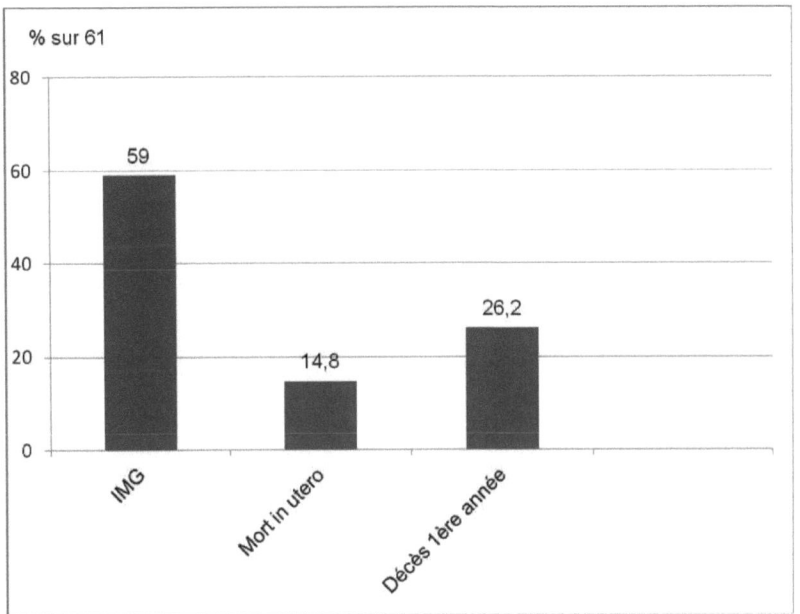

IMG = Interruption Médicale de Grossesse.

Afin de simplifier encore les résultats, nous pouvons amener que les décès dans la période anténatale sont les plus nombreux, avec 45 cas sur les 61 cas décédés de notre étude, soit 73,8 %, ou encore environ trois quarts des cas décédés. L'autre quart approximatif (N = 16 ; 26,2 %) correspond aux décès en période postnatale.

3.5. **Devenir durant la première année de vie** :

En théorie, en excluant les interruptions médicales de grossesse (N = 36) et les morts in utero (N = 9), 389 enfants porteurs d'une cardiopathie congénitale naissent sur notre période d'étude.

Or, six cas sont perdus de vue sur le devenir à un an, alors que les enfants étaient diagnostiqués atteints d'une cardiopathie congénitale en anténatal. Trois enfants avaient reçu un diagnostic au deuxième trimestre de grossesse (21-22-26 SA), tandis que les trois autres avaient été diagnostiqués dans le dernier trimestre (30-32-33 SA). Ces cas n'apparaissent ni sur les fichiers cliniques postnataux, ni dans les comptes-rendus anatomopathologiques, ni dans le recueil régional des interruptions médicales de grossesse. Pourtant, les pathologies diagnostiquées étaient, bien souvent, de mauvais pronostic :

- Hypoplasie du ventricule gauche : N = 2.

- Tétralogie de Fallot : N = 1.

- Transposition des gros vaisseaux : N = 1.

- Coarctation de l'aorte : N = 1.

- Sténose pulmonaire : N = 1.

Nous avions déjà classés ces six cas dans un devenir au cours de la grossesse « *non renseigné* » (Graphique 7). En conséquence, devant des pathologies potentiellement létales et l'incertitude du devenir de ces 6 enfants (interrompus ? nés vivants puis décédés ? autopsie refusée ?.....), nous ne pouvons pas les négliger. Ces six enfants s'inscriront donc dans les résultats finaux en « *perdus de vue* ». Par analogie aux résultats pour le devenir durant la grossesse, les résultats sur le devenir à 1 an s'établiront alors avec cette précision.

Le tableau 13 et le graphique 10 représentent le devenir à 1 an, en opposant vie et décès.

Tableau 13 : Devenir global en postnatal (mort ou vie).

Devenir	Effectif	% sur 389	% sur 434
En vie à 1 an	367	94.3	84.6
Décès durant la 1ère année de vie	16	4,1	3.7
Perdus de vue	6	1.5	1.4
Total	389	Environ 100	89.6

Pour les calculs avec les 434 cas, nous retrouvons le pourcentage complet avec 89,6 % enfants vivants, 8,3 % d'interruptions médicales de grossesse et 2,1% de morts in utero.

Graphique 10 : Devenir global en postnatal (mort ou vie).

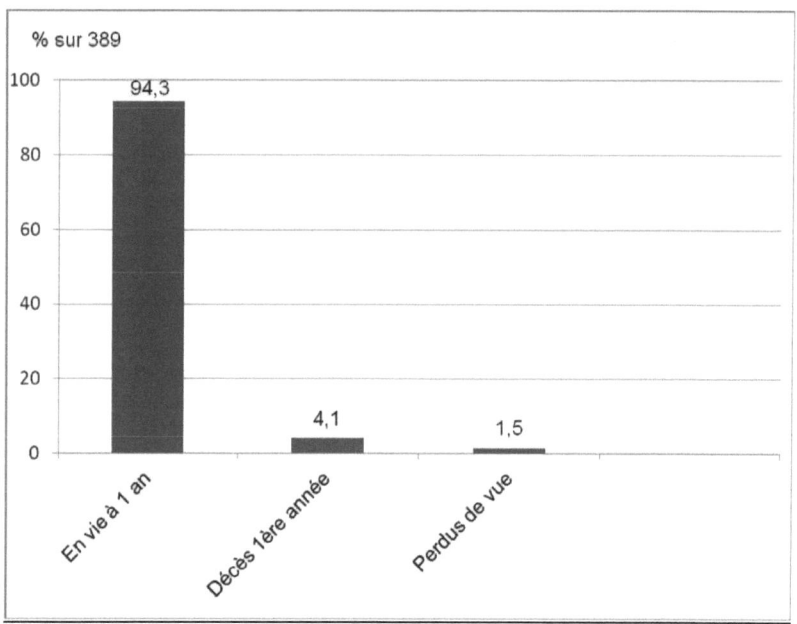

Si les six cas perdus de vue sont exclus, la survie est donc prépondérante et se retrouve dans 94,3 % des cas, si nous nous positionnons uniquement en postnatal et dans 84,6 % des cas sur notre étude entière.

En outre, au cours de la première année de vie, à côté des 16 décès et en dehors des 6 cas perdus de vue, nous pouvons approfondir l'évolution des 367 enfants atteints de cardiopathie congénitale et recueillis dans notre travail.
- ➢ 242 enfants, soit 65,9 %, bénéficient d'une surveillance échographique espacée selon la gravité de la cardiopathie ;
- ➢ 125 enfants, soit 34,1 %, vont recevoir un traitement.

Pour ces 125 enfants, les traitements se répartissent en :
- Chirurgie : N = 61, 48,8%;
- Médication : N = 50, soit 40 % ;
- Cathétérisme interventionnel : N = 12, soit 9,6 % ;
- Soins palliatifs : N = 1, soit 0,8 % ;
- Surveillance, médication, en attente de chirurgie : N = 1, soit 0,8 %.

Le graphique 11 reprend les différentes orientations des 367 enfants, ayant évolué de la naissance à l'âge d'un an.

Graphique 11 : Evolution sur 1 an des 367 enfants atteints de cardiopathie congénitale.

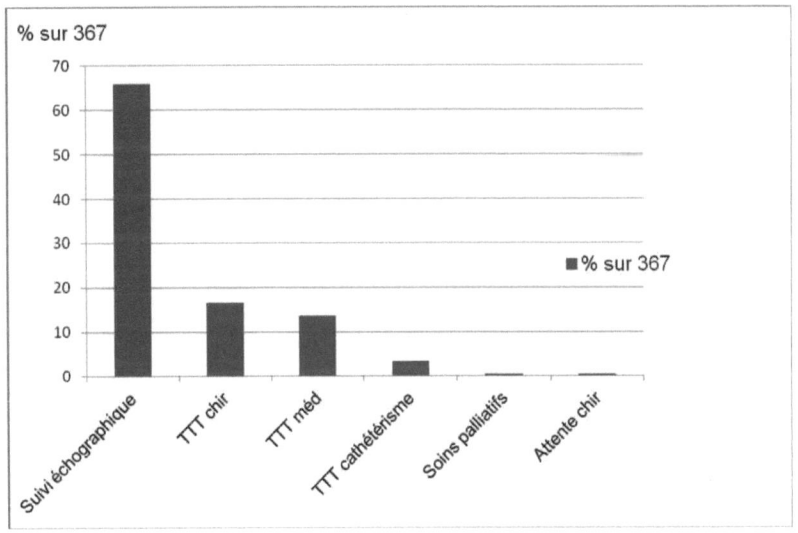

En conclusion sur ces résultats, le graphique 12 synthétise l'évolution des 434 enfants depuis leur naissance :

- 36 interruptions médicales de grossesse : 8,3 % ;

- 9 morts in utero : 2,1 % ;

- 16 décès durant la période postnatale : 3,7 % ;

- 6 cas perdus de vue : 1,4 % ;

- 367 enfants évoluant de façon diverses de la naissance à 1 an : 84,6 %.

Graphique 12 : Evolution des 434 enfants.

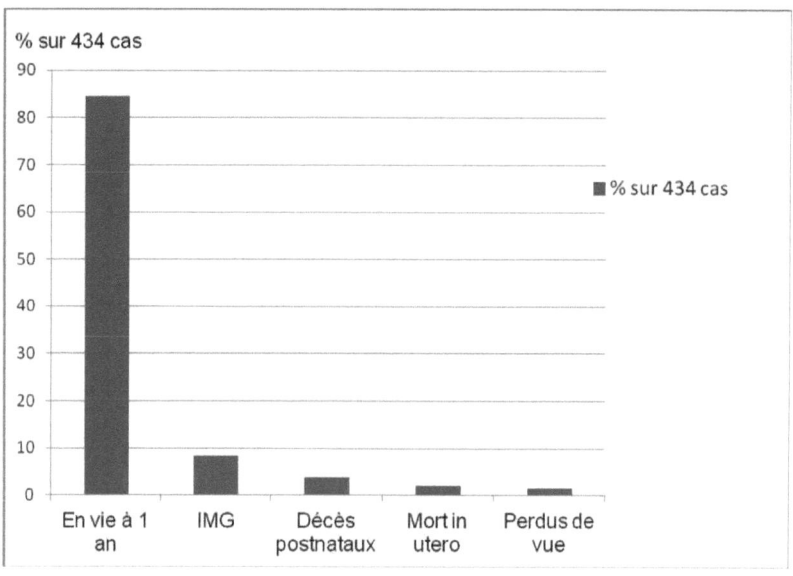

4ème Partie : Discussion

Après un approfondissement des résultats, essayons de les discuter. Nous verrons d'abord une synthèse de nos principaux résultats, les points forts et les points plus faibles de notre étude, puis nous terminerons par une confrontation à la littérature de nos résultats et quelques propositions.

1. **Synthèse des principaux résultats :**

Devant la diversité et les nombreux résultats, une synthèse s'impose.

1.1. **Résultats généraux :**

- Nombre de cas de cardiopathies congénitales, sur les cinq années d'étude : 434.
- Incidence globale sur les 5 ans : 10,60 ‰.

1.2. **Diagnostic des cardiopathies congénitales :**

1.2.1. **Diagnostic anténatal :**

- Taux de dépistage : 15,4 % (N = 62, avec 403 cas renseignés).

- Principale circonstance diagnostique : suspicion de cardiopathie sur l'échographie du deuxième trimestre dans 67, 20 % des cas.

- Terme moyen du diagnostic anténatal : 24 SA (N = 62).

1.2.2. **Diagnostic postnatal :**

- Taux de dépistage : 84,6 % (N = 341, avec 403 cas renseignés).

- Principale circonstance diagnostique : souffle cardiaque dans 75,7 % des cas.

1.3. Incidence :

- Cadres pathologiques : cardiopathies isolées prédominantes 87,1 % (N = 434), puis trisomie 21 (2,8 %) et trisomie 18 (1,2 %).

- Incidences spécifiques les plus représentées : CIV musculaire 21,2 %, CIA 15,4 %, CIV membraneuse 12,2 %, PCA 12 %, sténose valvulaire pulmonaire 6 % (N = 434).

- Cardiopathies les mieux diagnostiquées en anténatal : tronc artériel commun 100 %, hypoplasie du VG 85,7 %, atrésie pulmonaire avec CIV 66,7 % (N = 62).

Toutefois, coarctation de l'aorte 26,3 %, tétralogie de Fallot 27,3 %, TGV 36,8 % (N = 62).

1.4. Devenir de l'enfant :

- Mortalité totale : 61 décès soit une mortalité générale ou létalité de 14,1 % (N = 434), dont 8,3 % (36/434) d'interruptions médicales de grossesse, 2,1 % (9/434) de morts in utero et 3,7 % (16/434) de décès au cours de la première année de vie.

- Mortalité des cas diagnostiqués en anténatal : 72,6 % (45/62), dont 58,1 % d'interruptions médicales de grossesse (36/62), et 14,5 % de mort in utero (9/62).

- Survie à 1 an :
  - ❖ Pour les enfants nés vivants 94,3 % (367/389), avec 1,5 % de perdus de vue (6/389) ;
  - ❖ Sur la totalité de l'étude 84,6 % (367/434) avec 1,4 % (6/434) de perdus de vue.

- Devenir des enfants (N = 389) durant la première année de vie :
  - ❖ Décès : 4,1 % (N = 16) ;
  - ❖ Importance de la surveillance clinique et échographique : 62,2 % (N = 242) ;
  - ❖ Traitement : 32,1 % (N = 125) avec chirurgie : 15,7 % (N = 61), médication : 12,9 % (N = 50), cathétérisme interventionnel : 3,1 % (N = 12), soins palliatifs : 0,3 % (N = 1), en attente de chirurgie : 0,3 % (N = 1).

Dans ce chapitre, nous avons ainsi résumé les principaux résultats de l'étude. Afin de mieux les interpréter, interrogeons-nous maintenant sur notre méthodologie.

2. Discussion des critères méthodologiques :

2.1. Validité externe de l'étude :

2.1.1. Recherche d'exhaustivité :

Le recueil se veut exhaustif et cette qualité tend à être obtenue, dans le Calvados, par plusieurs points :

- au niveau des naissances : le taux de couverture des maternités approche 100 % ;

- au niveau des fœtus : le laboratoire d'anatomopathologie du CHU de Caen centralise toutes les autopsies du département et étudie jusqu'à 80 % des interruptions médicales de grossesse ;

- au niveau cardiopédiatrique : le Calvados compte seulement deux spécialistes qui concentrent la quasi totalité du suivi des enfants atteints de cardiopathies.

De plus, on été contactés dans le département :

- tous les gynécologues hospitaliers, pour le diagnostic anténatal, et les grossesses rentrant dans les critères de l'étude ;

- tous les pédiatres, privés ou hospitaliers, pour le diagnostic postnatal; et

- tous les Départements d'Information Médicale des hôpitaux ou des cliniques.

2.1.2. Utilisation :

La fonction de l'étude est d'apporter des valeurs épidémiologiques, au sein d'un département dépourvu d'étude précise. Les résultats seront exploitables pour :

- ➢ Affilier le Calvados aux données nationales, déjà publiées et reconnues, sur le diagnostic anténatal (évolution par rapport au diagnostic postnatal, circonstances diagnostiques) et sur l'incidence des cardiopathies congénitales.

- ➢ Apprécier, localement, les taux de mortalité anténatale, néonatale, postnéonatale, la proportion d'interruptions médicales de grossesse.

2.2. Validité interne :

L'étude a été rétrospective, sans comparaison de groupes. Nous n'avons donc pas de biais de sélection, ou de confusion. Néanmoins, les limites de l'étude résident dans la possibilité d'un biais d'information, concernant :

- ➢ la précision du diagnostic (erreur de terme échographique, erreur de diagnostic, faux négatifs échographiques…) ;

- ➢ les variétés des systèmes d'archivage de dossiers et leur contenu dans les différents services et cabinets ;

- ➢ les suivis médicaux hors Calvados, au cours de la première année de vie (Paris…) ;

- ➢ l'absence de suivi de certains enfants, issus d'un milieu socio-économique souvent défavorisé ;

- ➢ les morts fœtales in utero d'origine indéterminée et non vérifiées anatomiquement ; et

- ➢ les enfants perdus de vue après un diagnostic anténatal de cardiopathie sur une échographie spécialisée.

Au total, le risque dans notre étude est une sous-déclaration. Celle-ci apparaît cependant très faible, en raison de la potentielle gravité de la lésion recherchée et de l'attention qui lui est normalement portée.

Ainsi, nous avons cherché une validité externe et une validité interne les plus fiables possibles pour notre étude. Au vue de cette fiabilité, discutons maintenant, plus en détails, nos résultats.

Afin de mieux répondre aux questions que nous avons posées en début de travail, nous reprendrons ici la même trame :
- ➢ Diagnostic des cardiopathies congénitales. Anténatal ? Postnatal ? Circonstances du diagnostic ?
- ➢ Mesure de l'état de santé : incidences ?
- ➢ Pronostic : devenir à un an ?

Nous terminerons la discussion en inscrivant les résultats au contexte législatif.

3. Confrontation avec la littérature :

3.1. Diagnostic des cardiopathies congénitales :

3.1.1. Diagnostic anténatal :

3.1.1.1. Taux de dépistage anténatal :

Dans le Calvados, le screening anténatal est réalisé le plus souvent à deux niveaux, avec la participation des obstétriciens, puis des cardiopédiatres. Il s'étend alors à toutes les cardiopathies détectables en postnatal. Le taux de dépistage de 15,4 % (N = 62) inscrit notre étude dans les données de la littérature [Graphique 13].

Commentons quelques travaux :

➤ **Strasbourg, France (1993)** [121] :
Grâce au registre des malformations congénitales du Bas-Rhin, toutes les cardiopathies congénitales sont recensées entre 1979 et 1988. Sont particulièrement observées les cardiopathies isolées, sans anomalies chromosomiques. Sont alors retenues 912 malformations, avec une part de diagnostic anténatal de 9,2 % (84/912). Cependant, si nous ajoutions la part de cardiopathies incluses dans un syndrome polymalformatif ou autre, ce taux augmenterait sensiblement. Le taux alsacien est donc ici sous-évalué par rapport à notre étude, même si les cardiopathies isolées sont les plus représentées au niveau diagnostic.

➤ **Atlanta, Géorgie (1996)** [122] :
Une étude rétrospective est effectuée sur toutes les mères résidant dans la métropole d'Atlanta, ayant accouché entre Janvier 1990 et Décembre 1994, grâce à un système de surveillance des malformations établies à la naissance. Sur les 1589 enfants atteints de cardiopathies congénitales sur ces quatre ans, le taux moyen du diagnostic anténatal est de 6,1 %. En réalité, la part du diagnostic prénatal croît progressivement de 2,6 % en 1990, à 12,7 % en 1994, des taux légèrement en deçà du nôtre.

➤ **Nord de l'Angleterre (1994)** [123] :
Une étude rétrospective est également menée sur les cardiopathies congénitales, à partir du recueil des malformations congénitales du Nord de l'Angleterre (NORCAS = Northen Regional Congenital George Survey). Les cardiopathies significatives (N = 115), diagnostiquées lors de la période anténatale durant

l'année 1994, ont alors été identifiées. Le diagnostic anténatal est ainsi, pour cette année 1994, de 17 %. Cette même équipe avait déjà mené une étude similaire en 1991 et 1992 sur 502 cardiopathies ; le taux du diagnostic anténatal était de 18 % [124].

➢ **Comté de Fionie, Danemark (2002)** [125] :

En Fionie (île du Danemark), une étude rétrospective est conduite sur une période de neuf ans (1986-1995), à partir du registre local des malformations congénitales. La prévalence entre dans les statistiques générales avec un taux de 8 ‰, mais seulement 3 % des cardiopathies congénitales sont diagnostiquées en prénatal sur la période d'étude.

Graphique 13 : Diagnostic anténatal, pourcentage dans la littérature.

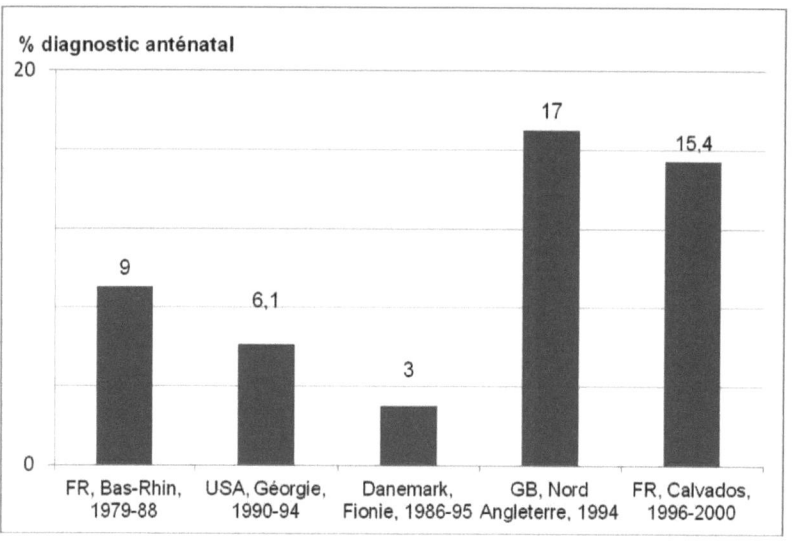

Cependant, au-delà de ce constat comparatif, il convient de discuter des différents résultats. Pour apprécier correctement le taux du diagnostic anténatal, il faut garder en mémoire que notre étude regroupe les années 1996 à 2000 et s'est effectuée avec les moyens échographiques de l'époque. Or, il paraît probable qu'un appareil échographique en 1986, voire jusqu'en 1995, pour l'étude du Danemark, soit moins perfectionné que ceux utilisés dans le Calvados en 1996 et après. Cette remarque apparaît valable pour les quatre études citées [121-125] et se poursuit depuis.

De plus, une autre évidence est que tout bon appareil n'est pas forcément bien utilisé, et que par conséquent, un diagnostic échographique est opérateur dépendant. Le taux de dépistage est directement dépendant des connaissances et de la formation reçues par l'opérateur, très différentes d'un individu à l'autre, et d'une région à l'autre…

Pour illustration, un audit a été réalisé après les résultats de l'étude décrite précédemment pour le Nord de l'Angleterre, en 1994 [123]. Les cardiopédiatres ont lancé un programme d'enseignement auprès des gynécologues, afin d'améliorer le dépistage anténatal des cardiopathies congénitales. Le taux de diagnostic anténatal s'est alors accru dès la première année : 30 % en 1995 ($\times$ 1,8 par rapport à 1994) ; 36 % en 1996 ($\times$ 2,1 par rapport à 1994) ; 26,9 % en 1997 ($\times$ 1,6 par rapport à 1994).

Dans cette continuité, l'hôpital de Londres a mis en place une étude prospective sur l'efficacité d'ajouter à l'incidence quatre cavités, les incidences ventriculaires, afin de toujours améliorer le diagnostic anténatal [126]. 9277 femmes on été incluses dans le protocole. Le taux de dépistage des cardiopathies congénitales, en anténatal, a alors atteint 75 % ! Cependant, le programme regroupait des conditions optimales, difficiles à réaliser dans le quotidien de chaque centre hospitalier : équipement adéquat à l'examen anténatal, formation échographique des gynéco-obstétriciens par les cardiopédiatres, coopération au moindre doute avec les cardiopédiatres...

A l'extrême, une équipe autrichienne a évalué le diagnostic anténatal, à partir d'un examen échocardiographique détaillé systématique réalisé par un cardiopédiatre, entre 18 et 28 semaines de gestations [127]. 3085 patientes sont entrées dans le protocole. Le diagnostic prénatal est alors largement prépondérant avec un score remarquable de 88,5 %. Toutefois, compte-tenu de l'incidence générale des cardiopathies congénitales, même si ces malformations sont les plus fréquentes, l'examen apparaît économiquement peu rentable pour les cardiopédiatres (8‰) [9-10]. De plus, un problème d'effectif médical s'imposerait.

Par ailleurs, si l'on considère seulement les cardiopathies congénitales aisément détectables en routine en anténatal, par un échographiste non spécialisé en cardiologie pédiatrique, en excluant donc :
- les coarctations isthmiques,
- les communications interventriculaires isolées,
- les retours veineux pulmonaires anormaux totaux ou partiels,
- les sténoses aortiques pulmonaires ou aortiques peu serrées,
- les communications interauriculaires de type ostium secundum,
- la persistance du canal artériel, et
- les exclusions sensiblement identiques aux nôtres : les troubles du rythme, les déficiences de la contractilité ventriculaire, les épanchements péricardiques isolés, les tumeurs cardiaques, les myocardiopathies,

la performance du diagnostic anténatal augmente de 19,9 % à 40,5 %.

Cette deuxième méthode de recueil est celle utilisée par les deux équipes françaises (Dijon, Tours), ayant travaillé sur les cardiopathies congénitales au moment de notre recueil, ainsi que par une équipe tchécoslovaque en 1994 [Graphique 14].

➢ **Côte d'Or (1998)** [128] :

Un recensement des cardiopathies congénitales est effectué à partir des fichiers informatiques du centre hospitalier de Dijon et du fichier de dysplasie de l'Institut européen des génomutations, de 1988 à 1996. 699 femmes sont incluses pendant les neuf années d'étude. Au total, 196 cardiopathies sont diagnostiquées, avec un taux moyen de dépistage anténatal de 19,9 % (39/196). Il est également à préciser que le diagnostic anténatal de première intention s'est accru de 0 % en 1989 à 40 % en 1996, grâce à la formation des radiologues et gynéco-obstétriciens.

➢ **Indre et Loire (1999)** [129] :

Au 30 Avril 1997, une étude rétrospective est menée sur les cardiopathies congénitales, à partir de grossesses débutées entre le 1er janvier 1991 et le 31 Décembre 1994 (enfants nés vivants et IMG). Sur les quatre années, 256 cardiopathies sont découvertes. La performance du diagnostic anténatal n'est pas alors établie par rapport à toutes les cardiopathies, mais simplement par rapport à celles considérées comme détectables en routine in utero, soit 15 cardiopathies sur les 37 qui auraient pu être découvertes. Le taux moyen du diagnostic anténatal est de 40,5 %.

➢ **République Tchèque, Prague (1996)** [130] :

Une étude rétrospective est menée de 1992 à 1994, avec un protocole similaire que celui choisi en Côte d'Or. 317 cardiopathies sont analysées. Le pourcentage de détection en anténatal est alors de 29 %.

Graphique 14 : Diagnostic anténatal, pourcentage dans la littérature, avec la deuxième méthode de recueil.

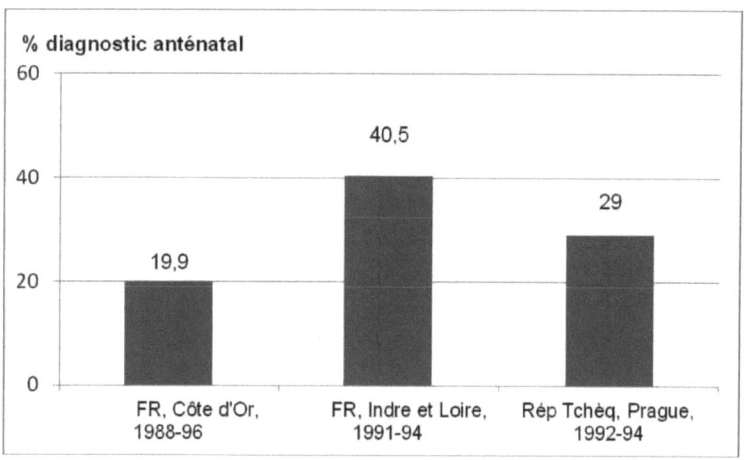

Ainsi, dans un contexte de recueil large de cardiopathies, le taux du diagnostic anténatal du Calvados s'inscrit dans une continuité, avec un pourcentage de détection en anténatal croissant progressivement grâce aux progrès de la technique et à la formation des opérateurs.

Observons alors maintenant ce qui mène le plus souvent vers un diagnostic anténatal de cardiopathie congénitale et à quel terme de la grossesse, ce diagnostic, est fréquemment posé.

3.1.1.2. Circonstances diagnostiques en anténatal; Terme diagnostic:

La circonstance diagnostique, prédominante en anténatal, dans le Calvados, est un doute sur une cardiopathie lors de l'échographie obstétricale du deuxième trimestre : 67,20 % (N = 62). Contrairement au travail réalisé en côte d'Or [128], nous n'avons retenu le diagnostic qu'après une échographie spécialisée, réalisée par un des deux cardiopédiatres du département, ce qui permet plus de précisions, moins de variations inter-opérateurs, mais un retard minime de quelques heures ou jours pour l'affirmation du diagnostic.

Cette circonstance apparaît importante dans plusieurs études, le diagnostic étant souvent affirmé qu'après examen cardiopédiatrique. Par exemple, l'équipe américaine de cardiologie pédiatrique de Broadway nous fournit ses chiffres pour une période de 7 années (1993 à 1999) : 408 cas de cardiopathies détectées, dont 84 % sur suspicion lors de l'échographie obstétricale [131].

Au deuxième et troisième rangs des circonstances diagnostiques de cardiopathie congénitale, en anténatal, apparaissent également des échographies du deuxième trimestre, mais directement spécialisées, dans un contexte particulier : 12,90 % des cas sur anomalies extra-cardiaques et 6,50 % des cas sur antécédents d'anomalies chromosomiques. Ces pourcentages mettent en évidence l'importance d'une bonne connaissance des syndromes polymalformatifs et d'un dossier médical complet.

En corollaire, le terme moyen du diagnostic anténatal coïncide avec celui de l'échographie du deuxième trimestre de grossesse, dont le but principal est la recherche de malformations. Cependant, la tendance actuelle s'oriente vers un diagnostic de plus en plus précoce, notamment avec la question de l'intérêt du signe échographique d'une nuque fœtale claire et épaissie [15-34] et de la meilleure sensibilité de l'échographie transvaginale durant la 13ème semaine de gestation [35-36; 132].

Pour le Calvados, sur notre période d'étude 1996-2000, le diagnostic de cardiopathie congénitale est posé au premier trimestre dans seulement 3,20 % et sur une nuque claire anormale dans 1,60 % des cas. Cependant, le signe spécifique « *hyperclarté nucale* » n'a pas pu être apprécié avec précision dans notre étude rétrospective. Il conviendrait d'organiser une étude prospective, en informant les échographistes, pour évaluer le lien entre cet aspect échographique et des malformations cardiaques, chez des fœtus chromosomiquement normaux.

Pour les études débutées préalablement à cet engouement pour le premier trimestre (avant 1998), le terme moyen du diagnostic anténatal n'était pas une question prioritaire. Peu d'études le citent. Toutefois, lorsque les articles le font apparaître, il est sensiblement similaire au nôtre, et se situe dans le deuxième trimestre de grossesse, autour de 24 semaines d'aménorrhées.

Citons quelques références [Graphique 15] :

- **Royaume Uni, 1998**, [133] : terme diagnostic anténatal moyen des atrésies pulmonaires à septum intact de 22 SA.

- **USA, Californie**, 1999 [134] : terme diagnostic anténatal moyen de **24,5 SA**, sur une enquête prénatale des anomalies conotroncales.

- **Corée, 2000** [135] : terme diagnostic anténatal d'une insuffisance tricuspide sévère à 23 SA.

- **Portugal, 2000** [136] : terme diagnostic anténatal moyen quelle que soit la cardiopathie de 27 SA.

- **Danemark, 2001** [137] : terme diagnostic anténatal moyen de 6 cardiopathies congénitales majeures en Europe (12 registres : hypoplasie du ventricule gauche, atrésie tricuspide, ventricule unique, tétralogie de Fallot, transposition des gros vaisseaux, canal atrioventriculaire commun) ≥ 24 SA pour deux tiers des cas.

- **USA, New York, 2002** [131] : terme diagnostic anténatal moyen quelque soit la cardiopathie de 26 SA.

Graphique 15 : Termes moyens du diagnostic anténatal dans la littérature et notre étude.

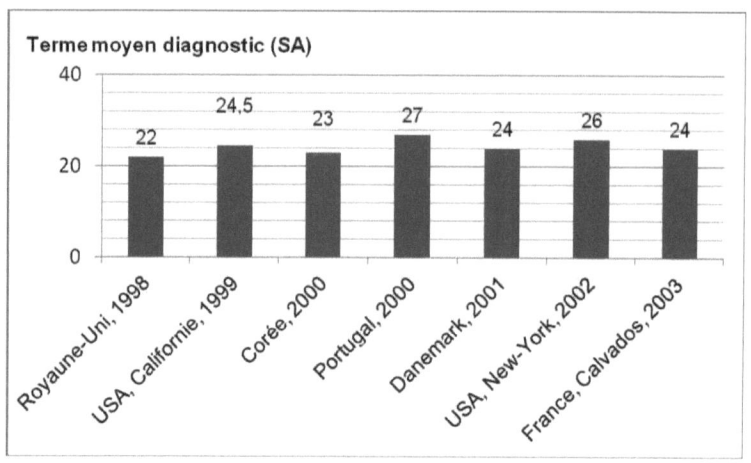

Ainsi, nous avons confronté le diagnostic anténatal de notre étude du Calvados, dans son pourcentage, ses circonstances diagnostiques, son terme moyen, face à la littérature. Qu'en est-il alors pour le diagnostic postnatal ?

3.1.2. Postnatal :

3.1.2.1. Taux de dépistage postnatal :

Quelles que soient les études, le diagnostic postnatal des cardiopathies congénital est le plus représenté. Nous pouvons comparer le taux de diagnostic postnatal aux études citées précédemment. Le tableau 14 et le graphique 16 nous donnent une représentation.

Tableau 14 : Diagnostic postnatal, pourcentage dans la littérature.

Méthodes de recueil	Etudes Pays, région, année de publication	Taux moyen postnatal
Toutes les cardiopathies	France, Strasbourg, 1993 [121]	90.8 %
	USA, Géorgie, Atlanta, 1996 [124]	93.9 %
	GB, Nord de l'Angleterre, 1994 [123]	83
	France, Calvados, 2003 [notre étude]	84.6 %
	Danemark, Fionie, 2002 [125]	97 %
Cardiopathies seulement détectables en routine in utero	France, Côte d'Or, 1998 [128]	80.1 %
	France, Indre et Loire, 1999 [129]	59.5 %
	Tchécoslovaquie, Bohème, 1996 [130]	71 %

Ainsi, inversement au diagnostic anténatal, les chiffres sont liés à la méthode de recueil. Il est primordial de la connaître pour interpréter un taux diagnostic. Lorsque toutes les cardiopathies sont incluses [121;123-125], le diagnostic anténatal n'est pas aisé pour un opérateur modestement formé et la part du diagnostic postnatal apparaît par conséquent largement majoritaire, toujours au-delà de 83 %.

Pour la deuxième méthode, le taux du diagnostic postnatal oscille de 60 à 80 %.

Graphique 16 : Diagnostic postnatal, pourcentage dans la littérature.

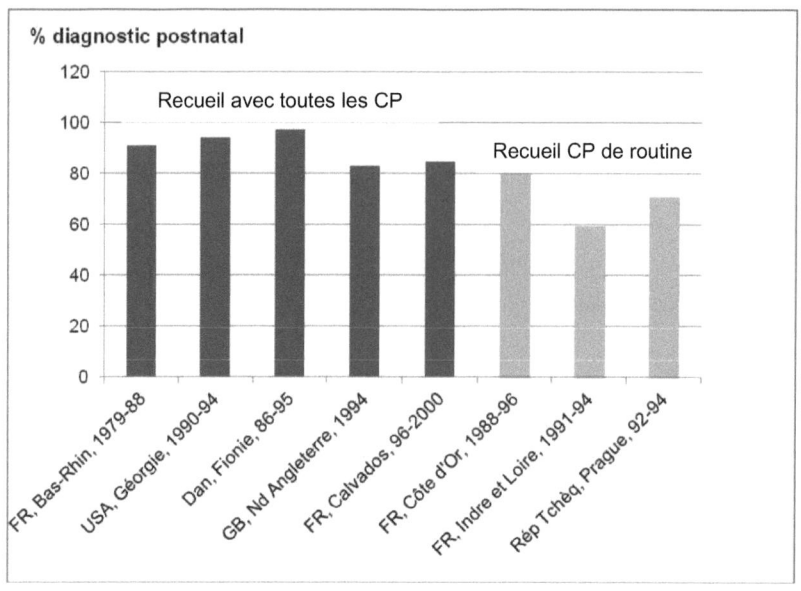

Par ailleurs, il faut garder en mémoire que l'échocardiographie fœtale est une technique toute récente, datant d'environ quarante ans, avec le premier compte-rendu par Winsberg en 1972 [138-140]. La cardiologie a parallèlement évolué à tous les niveaux [141-152]:

> **Technique** : passage de l'ECG ponctuel, de la radiologie pulmonaire, de la phonocardiographie, à un enregistrement holter sur 24 heures, à des mesures de pression intracavitaire, à l'échographie bidimensionnelle, puis 3D, 4D, 5D, à l'imagerie par résonance magnétique et à l'angiographie avec injection de gadolinium [141-146]... Beaucoup d'articles sont concentrés exclusivement sur l'échographie, confrontant les différentes inci-

dences, les diverses méthodes et les avantages des images 3D (visualisation de la distribution spatiale), 4D (direction des flux sanguins intracardiaques) [153-160].

- **Collaboration avec la génétique** : des syndromes incluant des malformations cardiaques ont été reliées à des micro-délétions, comme en 22q11 et le syndrome de Di George, en 7q et le syndrome de Williams [141; 132; 149; 151]. La génétique permet également de conseiller les parents face au risque de récurrence et parfois même de les rassurer [152; 161].

- **Technique et thérapeutique** : essor du cathétérisme interventionnel (méthode de Rashkind, patch pour les communications intercavitaires...) [141; 131; 147].

- **Thérapeutique médicale** : utilisation de nouveaux traitements tels les inhibiteurs de prostaglandines (Indocid®) utilisé dans le but de fermer un canal artériel resté perméable, et mal toléré chez le prématuré, ou inversement, les prostaglandines (Prostine®) pour maintenir ou rouvrir le canal artériel chez un nouveau né pour améliorer la tolérance clinique, dans l'attente d'une chirurgie (transpositions des gros vaisseaux ; cardiopathie avec obstacle sur la voie droite comme une atrésie tricuspide ou pulmonaire, cardiopathie avec obstacle sur la voie gauche comme une sténose aortique ou une coarctation) [10; 144-146].

- **Thérapeutique chirurgicale** : progrès considérable dans la chirurgie à cœur ouvert [143].

- **Rôle décisionnel** : évolution de la stratégie thérapeutique si une cardiopathie grave est décelée en anténatal, avec planification pour une date optimale de méthode palliative ou curative (cathétérisme interventionnel, valvuloplastie percutanée...) ou encore d'emblée chirurgicale, avec comme nous l'avons cité plus haut, possible transfert in utero de l'enfant en centre spécialisé, avec accord des parents, des chirurgiens, des anesthésistes [141; 148], pour un cas de transposition des gros vaisseaux ou une coarctation de l'aorte.

Au moment de la rédaction de notre travail, en 2003, il était évident que les pourcentages de diagnostic anténatal, versus postnatal, n'étaient pas figés. Ils s'inscrivaient dans la dynamique de la cardiopédiatrie. Le diagnostic anténatal a tendu à s'accroître... tandis que les progrès techniques ont continué.

Enfin, comme nous l'avons étudié dans le contexte anténatal, observons maintenant ce qui conduit à un diagnostic postnatal et quel est le moment le plus favorable pour ce diagnostic

3.1.2.2. **Circonstances diagnostiques en postnatal**; **Terme diagnostic** :

Les circonstances diagnostiques postnatales n'occupent pas une place majeure au sein des articles médicaux. Néanmoins, les résultats de l'étude d'Indre et Loire, par exemple, malgré une méthode d'inclusion différente des cardiopathies congénitales, rejoignent les circonstances diagnostiques prédominantes en postnatal dans notre étude, ce qui permet de les comparer à un travail français déjà validé [Tableau 15].

Tableau 15 : Principales circonstances diagnostiques en postnatal dans 2 études françaises.

Circonstances diagnostiques	Indre et Loire [116] 1991 à 1994	Calvados (pour N = 341) 1996 à 2000
Souffle cardiaque	84 %	75.7 %
Signes cliniques tels : ➢ Détresse respiratoire, ➢ Cyanose, ➢ Insuffisance cardiaque, ➢ Pouls Périphériques anormaux.	14 %	14.6 %

En ce qui concerne l'analyse des facteurs d'environnement : infections virales, causes médicamenteuses et toxiques, troubles nutritionnels et humoraux, désordres immunitaires, la même remarque peut-être faite que pour le signe de la nuque claire. En effet, l'étude étant rétrospective, toutes ces indications ne sont pas retrouvées dans chaque dossier. Il conviendrait d'organiser une étude prospective pour apprécier l'impact réel de l'environnement, avec un questionnaire bien détaillé, rempli de façon systématique pour chaque grossesse. De plus, le travail serait sans aucun doute, énorme et épineux, compte-tenu de la possible combinaison de ces facteurs.

Par ailleurs, contrairement à la recherche sur l'importance et la signification d'une hyperclarté nucale, les données sur les virus comme celui de la rubéole, le diabète, les anti-épileptiques ou les benzodiazépines... sont acquises depuis de nombreuses années et ne sont guère remises en question. Pour ces facteurs connus, la question n'est plus réellement de les étudier, mais plutôt de ne pas les oublier et de toujours s'en méfier.

Comme les circonstances diagnostiques, le terme diagnostic postnatal n'est pas au goût des publications actuelles, celles-ci étant bien entendu plutôt tournées vers l'anténatal. Cependant, plusieurs articles mettent en avant le premier mois de vie, le qualifiant de « *mois de toutes les menaces* » où des diagnostiques vitaux, dont cardiaques, s'établissent.

Dans notre étude, le terme moyen diagnostic en postnatal correspond à ce mois dangereux et apparaît majoritaire dans la première semaine de vie : 70,5 %, ce qui implique une coopération étroite entre gynéco-obstétriciens-pédiatre et cardiopédiatre. En prenant pour exemple le pôle de Caen, des créneaux systématiques sont en effet prévus sur la maternité, la néonatalogie, pour des examens cliniques et des échographies spécialisés.

Pour comparer au travail effectué en Indre et Loire, en gardant en mémoire les différences de recueil et des appareils certainement moins sensibles durant la période 1991/1994 que 1996/2000, le diagnostic postnatal apparaît plus précoce dans le Calvados. Par conséquent, les pourcentages restant pour les périodes néonatale tardive (8 à 28 jours) et post-néonatale (29 jours à 1 an) sont approximativement 1,8 fois moindre dans le Calvados qu'en Indre et Loire. Le graphique 17 apporte un visuel à la comparaison Calvados-Indre et Loire sur les moments du diagnostic postnatal.

Graphique17 : Diagnostic postnatal, comparaison Calvados (1996-2000) et Indre et Loire (1991-1994).

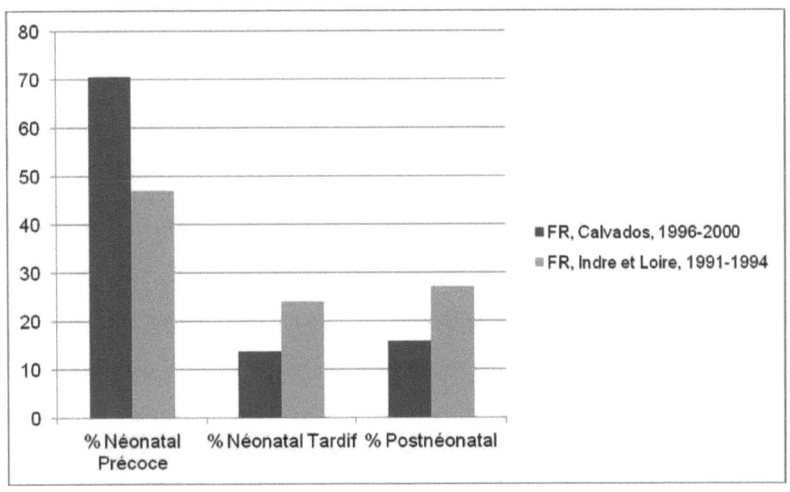

Nous achevons ici notre revue de la littérature sur le diagnostic ante et postnatal des cardiopathies congénitales. Intéressons-nous maintenant aux articles traitant de l'incidence de ces pathologies.

3.2. Incidence :

Discutons nos résultats sur l'incidence des cardiopathies congénitales en trois points:

- ➢ l'incidence globale des cardiopathies congénitales;
- ➢ l'incidence des cardiopathies congénitales selon le cadre pathologique; et
- ➢ les incidences spécifiques.

3.2.1. Incidence globale :

Les données de la littérature estiment l'incidence globale des cardiopathies congénitales entre 7 et 8 ‰ des naissances vivantes [9; 162]. Il est par ailleurs intéressant de rappeler que les cardiopathies congénitales sont les plus fréquentes malformations découvertes à la naissance [9; 162] ; elles représentent approximativement un tiers des malformations de l'enfant [163]. Toutefois, paradoxalement, très peu de travaux concernent l'incidence de ces cardiopathies. Pour le Calvados, aucun recueil, aucun registre n'existaient jusque là.

Or, l'étude retrouve une incidence globale légèrement supérieure au chiffre de la littérature avec 10,60 ‰ des naissances vivantes.

Les chiffres sont à pondérer en fonction de :

- ➢ L'amélioration récente de la détection des cardiopathies, grâce à l'essor de l'échographie et du doppler.

En effet d'une manière générale, comme le soulignait l'équipe de Tours [129], la prévalence et l'incidence des cardiopathies congénitales semblent augmenter depuis ces dernières années. Cette hausse serait liée en partie à l'accroissement du dépistage des communications interventriculaires, dont le diagnostic est mieux assuré avec les incidences ventriculaires et le doppler couleur.

> La méthode de recueil choisie par les différentes équipes : inclusion ou non des cardiopathies peu détectables en routine in utero….; inclusion ou non des interruptions médicales de grossesse et des morts fœtales… ; inclusion ou non des tumeurs, myocardiopathies, trouble du rythme cardiaque…

En vue de confronter nos résultats à la littérature, balayons quelques travaux, pour la France d'une part, dans le monde d'autre part.

3.2.1.1. Incidence globale des cardiopathies congénitales, en France :

Nous synthétiserons cette revue de la littérature dans le tableau 16 et le graphique 18.

Tableau 16 : **Incidence, prévalence des cardiopathies congénitales en France.**

Lieu	Type d'étude	Type de recueil	I ou P
Strasbourg 89 Stoll [164]	Rétrospective cas-témoins sur 105 374 naissances vivantes, 801 cas.	➢ Décès par CP, avant la naissance, exclus. ➢ Toute CP.	I = 7.60 ‰
Côte d'Or 98 Petit [128]	Rétrospective sur 62 670 naissances, 1988-1996, 196 cas.	➢ Inclusion IMG, fœtus. ➢ CP détectables en routine.	I = 3.2 ‰
Indre Loire 99 Cloarec [129]	Rétrospective sur 26 082 naissances, 1991-1994, 271 cas.	➢ Inclusion IMG, fœtus. ➢ CP détectables en routine.	P = 10.4 ‰
Strasbourg 99 Stoll [121]	Rétrospective sur 131 760 grossesses, 1979-1988, 912 cas.	➢ Registre du Bas-Rhin. ➢ Toute CP, mais sans anomalie chromosomique.	I = 6.9 ‰
Calvados 2003 Coulon [Notre étude]	Rétrospective sur 41 043 naissances, 1996-2000, 434 cas.	➢ Inclusion IMG, fœtus. ➢ Toute CP.	I = 10.6 ‰

I = Incidence ;
P = Prévalence ;
CP = Cardiopathie Congénitale ;
IMG = Interruption Médicale de Grossesse.

3.2.1.2. Incidence globale des cardiopathies congénitales, dans le monde :

Le tableau 17 et le graphique 19 nous offrent une représentation des différents travaux.

Tableau 17 : **Incidence, prévalence des cardiopathies congénitales dans le monde.**

Lieu	Type d'étude	Type de recueil	I ou P
USA 1985 Ferencz [165]	Rétrospective sur 179 459 naissances, 1981-1982, 664 cas.	➤ Inclusion IMG. ➤ Toute CP.	I = 3.7 ‰
Canada 1988 Grabitz [166]	Rétrospective sur 103 411 naissances, 1981-1984, 573 cas.	➤ Inclusion IMG, fœtus. ➤ Toute CP.	I = 5.5 ‰
R. Tchèque 89 Samanek [167].	Prospective sur 91 823 naissances, en 1980, 779 cas.	➤ Inclusion IMG, fœtus. ➤ Toute CP.	I = 8.4 ‰
USA 1995 Hoffman [168].	Enquête d'incidence sur les pays développés, 1975-1995.	➤ Seulement cas postnataux. ➤ Toute CP.	I = 3-5 à 12 ‰
USA 1996 Montana [122].	Etude rétrospective sur 128 709 naissances, 1990-1994, 1 589 cas	➤ Inclusion IMG, fœtus. ➤ Toute CP.	I = 8.1 ‰
USA 2001 D.Botto [169].	Rétrospective sur 937 195 naissances, 1968-1997, 5 813 cas.	➤ Inclusion IMG, fœtus. ➤ Toute CP.	I = 6.2 à 9‰

Graphique 18 : Incidence globale des cardiopathies congénitales.

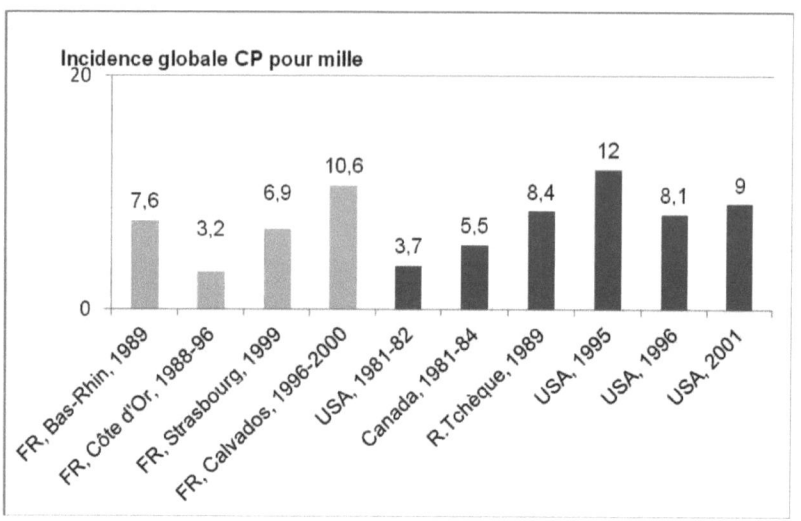

Ainsi, globalement en dehors de l'étude de la Côte d'Or où l'incidence très basse serait liée en partie à la méthode de recueil, le graphique 18 illustre les propos de l'équipe de Tours : l'incidence et/ou la prévalence croissent en fonction du temps. Néanmoins, il ne faut pas se laisser leurrer par le graphique : l'incidence ou la prévalence ne sont pas des fonctions directes du temps. Le graphique renvoie à toute la dynamique de la cardiopédiatrie, aux progrès de la technique, aux choix des méthodes de recueil, à la formation des opérateurs… Pour appuyer cette hypothèse, la Géorgie a même la particularité de posséder deux études espacées dans le temps, ce qui permet une unité de population, de niveau médical, de développement économique… : l'incidence moyenne est de 6,2 ‰ pour la première étude débutée en 1968 [169], tandis qu'elle est de 8,1 ‰ dans la deuxième [122].

Dans notre travail, l'incidence retrouvée sur les cinq années se situe dans les résultats les plus forts. L'incidence passe d'ailleurs de 8,33 ‰ en 1996 à 12,81 ‰ en 1997, année un peu particulière puisqu'elle regroupe le nombre de nouveaux cas diagnostiqués le plus grand, pour le nombre de naissances le plus faible. Le taux d'incidence se stabilise ensuite sur les trois dernières années étudiées : 11 ‰ en 1998, 10,12 ‰ en 1999 et 10,70 ‰ en 2000 [Tableau 4 ; Graphique 1].

Cependant, toujours sous la même hypothèse d'une meilleure détection des pathologies grâce aux progrès de la technique et à une formation de plus en plus pertinente des opérateurs, nos résultats apparaissent dans la logique du temps et dans la continuité de l'essor de l'échographie, avec un recueil débuté en 1996, réalisé notamment après l'arrivée du doppler.

L'incidence générale de notre travail est encadrée, à ses deux extrémités, par :

- l'incidence de l'étude de la Côte d'Or [128] (3,2 ‰), calculée sur les cas de 1988 à 1996. Ce travail diffère toutefois principalement du nôtre par la méthode de recueil, qui minimise évidemment le chiffre final, et

- l'incidence retrouvée dans l'étude américaine [168] (12 ‰), étendue de 1975 à 1995, qui diffère également de la nôtre par la méthode de recueil n'incluant que les cas postnataux.

Par ailleurs, cette même équipe, menée par Hoffman à San-Francisco, avec le département de pédiatrie et l'Institut de Recherche Cardiovasculaire, a publié plus récemment en 2002 un article [170] sur l'analyse de 62 études publiées depuis 1955 sur l'incidence des cardiopathies congénitales. Le but était de déterminer les raisons de grandes variations d'incidence selon les études : 4 à 50 ‰ naissances vivantes. Leur constatation est que l'incidence augmente principalement selon la part de communications inter-ventriculaires et de petits défauts cardiaques inclus dans les séries, diagnostiqués de mieux en mieux grâce aux progrès de la technique, notamment depuis l'arrivée du doppler, et que si l'observation se réduit aux cardiopathies de gravité modérée à sévère, l'incidence avoisine les données connues, soit une moyenne de 6 ‰ naissances vivantes.

Notre étude obtient donc un chiffre légèrement supérieur de 10,6 ‰ en incluant les communications inter-ventriculaires de toute gravité, mieux diagnostiquées grâce au doppler. De plus, l'exclusion de petites anomalies comme les bicuspidies aortiques et de pathologies telles que les troubles du rythme, les déficiences de la contractilité ventriculaire, les épanchements péricardiques isolés, les tumeurs cardiaques, les myocardiopathies permet probablement, à notre résultat d'incidence globale, de s'affilier aux données de la littérature internationale.

Notre travail apparaît donc en accord avec les résultats de la littérature sur l'incidence globale des cardiopathies congénitales. Tentons alors maintenant d'apprécier le contexte de la découverte de ces nouveaux cas de cardiopathie congénitale, dans notre population étudiée. Le Calvados se distingue-t-il des références de la littérature ?

3.2.2. Incidence des cardiopathies selon le cadre pathologique :

Conformément à la littérature [8-11], dans notre étude, les cardiopathies isolées sont les plus représentées avec 87,1 %, tandis que les malformations cardiaques dans le cadre des aberrations chromosomiques approchent les 5 %. Avec le simple total des anomalies liées à une trisomie, où notamment la trisomie 21 et la trisomie 18 sont majoritaires, le taux d'aberrations chromosomiques est d'environ 4,6 %.

En corollaire, dans notre travail, comparativement à la population générale, la trisomie 21 est environ 21 fois plus représentée (2,8 % contre 1/750) et la trisomie 18 est environ 36 fois plus représentée (1,2 % contre 1/3000).

Il est d'ailleurs bien connu que certaines associations ne sont pas anodines, telle le canal atrioventriculaire et la trisomie 21 [10-11]. Dans notre population par exemple, sur les 12 fœtus ou enfants porteurs d'une trisomie 21, le diagnostic de canal atrioventriculaire est retenu en première ou deuxième pathologie dans 50 % des cas. Quant à la trisomie 18, elle est le plus souvent associée à une pathologie lourde : sur les 5 cas répertoriés, sont diagnostiqués 2 tétralogies de Fallot, 1 transposition des gros vaisseaux, 1 hypoplasie du ventricule gauche et 1 CIV membraneuse.

De même, une équipe polonaise insiste sur l'importance de la corrélation cœur-génétique : elle est retrouvée dans 64 % de leur population étudiée de trisomie 13 [171] et dans 92 % de celle de trisomie 18 [172].

Enfin, l'étude d'Indre et Loire [129], dont l'incidence générale est très proche de la nôtre, relevait 3,1 % d'aberrations chromosomiques, avec également au premier plan la trisomie 21.

Ainsi, notre étude vérifie les données épidémiologiques de la littérature rapportant, d'une part, un cadre pathologique le plus souvent isolé, et d'autre part, l'association cœur-génétique. Cependant, à côté de l'incidence générale qui synthétise l'ensemble de l'étude, confrontons maintenant l'incidence spécifique de chaque pathologie, à des publications diverses.

3.2.3. Incidences spécifiques :

L'étude de la bibliographie ramène des résultats divers et variés, encore une fois selon la méthode d'inclusion des pathologies [173-176]. Néanmoins, tous se situent près des incidences fournies dans des ouvrages de référence de la cardiopédiatrie [9-10], que nous considèrerons alors comme valeurs de référence.

Le tableau 18 et le graphique 19 mettent en parallèle les valeurs de référence de certains types de cardiopathie congénitale, en comparaison à nos résultats.

Tableau 18 : Incidences spécifiques de divers types de cardiopathies congénitales.

Type de cardiopathie	% de référence [9-10]	% sur 434 notre étude	Différence
Shunts gauche-droit			
Communication InterAuriculaire	11	15.4	↑
CIV musculaire+ membraneuse	30 à 40	33.4	≈
Persistance du canal artériel	8	12	↑
Malformations obstructives et anomalies valvulaires			
Rétrécissement pulmonaire (sténose valvulaire + tronc et branches)	8	9.5	↑
Coarctation de l'aorte	5 à 7	4,4	↓
Cardiopathies cyanogènes			
Tétralogie de Fallot	3.6 à 6	2.5	↓
Transposition des gros vaisseaux	5	4.4	↓
Tronc artériel commun	1	0.9	≈

Graphique 19 : **Incidences spécifiques de divers types de cardiopathies congénitales. Comparaison de notre échantillon à la littérature.**

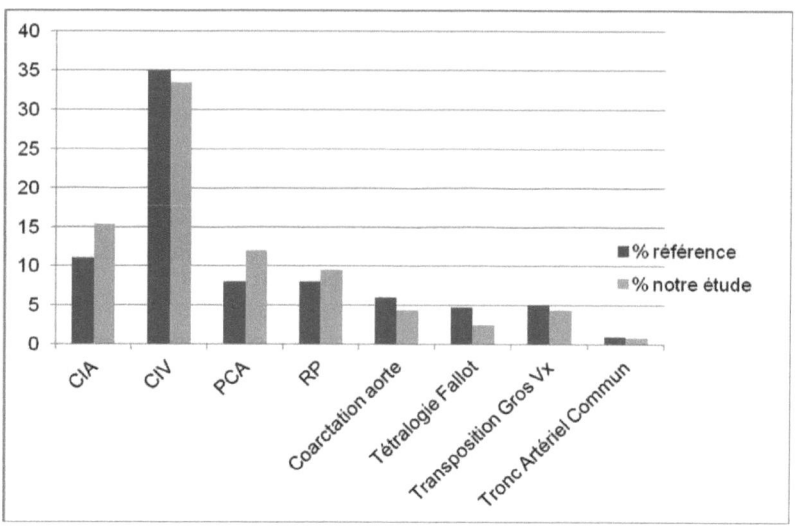

CIA = Communication InterAuriculaire ;
CIV = Communocation InterVentriculaire ;
PCA = Persistance du Canal Artériel ;
RP = Rétrécisement Pulmonaire.

En conséquence, globalement, le tableau 18 et le graphique 19 montrent des écarts faibles entre notre étude et la littérature. Néanmoins, tentons de discuter les points communs et les différences.

Il est admis que les shunts gauche-droit sont les plus fréquentes malformations diagnostiquées, notamment la communication interventriculaire : 30 à 40 % des cas, avec dans la majorité des cas (70 %) un défaut de la partie membraneuse [9].

Dans notre étude, conformément aux résultats de la littérature, les shunts gauche-droit sont les plus représentés : 33,4 % de CIV, mais avec prédominance sur la partie musculaire (21,2 %, contre 12,2 % pour les CIV membraneuses). Ce fort pourcentage de CIV musculaires s'expliquerait peut-être par notre méthode de recueil incluant toutes les CIV, quelle que soit leur gravité, la plupart d'entre elles se refermant en fait au cours de la première année et ne bénéficiant que d'une simple surveillance clinique et échographique.

Dans cette même catégorie de shunts gauche-droit, la communication interauriculaire et la persistance du canal artériel vérifient aussi les données de la littérature et affichent même un pourcentage légèrement supérieur [9-10].

Plusieurs hypothèses pourraient ici être formulées :

> - les avancées de la technique : le doppler permet de quantifier le shunt et l'échographie montre la dilatation des cavités gauches, la surcharge droite ; et

> - la coopération pédiatre-cardiopédiatre au niveau postnatal : ces deux pathologies ne peuvent être diagnostiquées qu'après la naissance, puisqu'elles sont physiologiques in utero...

En revanche, la coarctation de l'aorte et les cardiopathies cyanogènes ont une représentation inférieure à celle de la littérature. Comme le souligne l'équipe de Dijon [128], les coarctations sont un écueil majeur du dépistage, puisque souvent difficile à diagnostiquer. En ce qui concerne les cardiopathies cyanogènes, le shunt droit-gauche semble plus difficile à reconnaître pour des opérateurs peu spécialisés. Ces cardiopathies constituent donc un des objectifs d'avenir via l'amélioration continue des techniques d'exploration et la formation des personnes réalisant des échographies fœtales en routine.

Par ailleurs, la tendance actuelle est d'évaluer, pour chaque incidence spécifique, la proportion liée au diagnostic anténatal pour les pathologies plus ou moins aisément détectables in utero. Plusieurs équipes : autrichienne [127], anglaise [174]... ont insisté sur la nécessité d'incidences spécialisées pour affiner le diagnostic.

Par exemple, le groupe anglais, mené par A. Cook (Londres) [174], avance que seulement deux tiers des malformations peuvent être détectées par l'incidence 4 cavités et que des cardiopathies manifestes, comme le canal atrioventriculaire qui occupe une proportion non négligeable des cas, doivent bénéficier de plus d'exploration.

Prenons quelques données de la littérature, tout d'abord, au niveau français.

Le tableau 19 et le graphique 20 nous aident pour les comparaisons.

Tableau 19 : Incidences spécifiques par pathologies de découverte anténatale.

Type de cardiopathie	Côte d'Or 88-96	Côte d'Or 94-96	Indre Loire 1991-94	Calvados 1996-2000
Shunts gauche-droit				
Canal AtrioVentriculaire	28	41	77	50
Malformations obstructives et anomalies valvulaires				
Coarctation de l'aorte	5	0	/	26.3
HypoVentricule Gauche	58	100	80	85.7
Cardiopathies cyanogènes				
Tétralogie de Fallot	5.5	14	10	27.3
Transposition des gros vaisseaux	19	30	25	36.8
Tronc artériel commun	/	/	100	100
Atrésie Pulmonaire septum intact	50	/	/	60

Graphique 20 : Incidences spécifiques par pathologie de découverte anténatale.

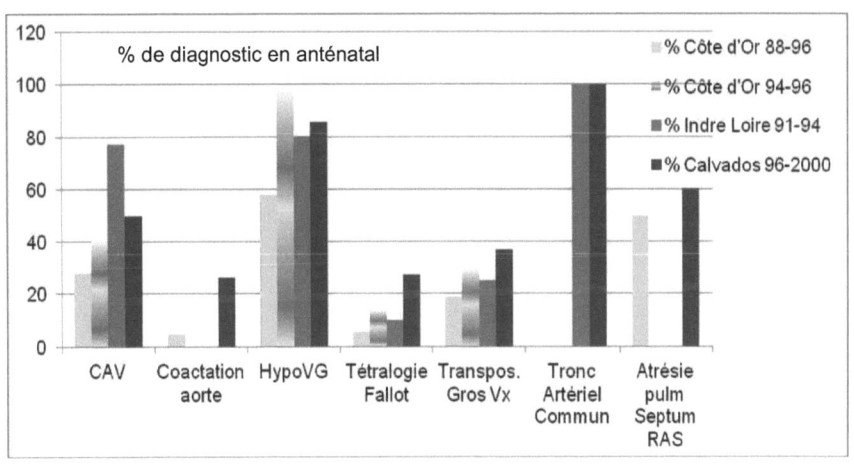

Pour chaque type de pathologie étudié, les résultats se recoupent sensiblement avec une ascension globale des pourcentages dans le temps, depuis l'étude de la Côte d'Or débutée en 1988 et la nôtre terminée en 2000. Les résultats légèrement supérieurs de notre étude sont probablement encore liés, pour une partie, aux avancées techniques et à la formation des opérateurs.

De plus, dans chaque étude, en parallèle à la démonstration de certains auteurs américains sur une variation de sensibilité de l'outil échographique selon la lésion [175], le canal atrioventriculaire et l'hypoplasie du ventricule gauche ont un taux très élevé de détection. Inversement, persistent encore certaines cardiopathies insuffisamment découvertes in utero : tétralogie de Fallot, transposition des gros vaisseaux, coarctation de l'aorte, alors que l'intérêt de leur dépistage est souvent essentiel pour une prise en charge optimale.

Ainsi, nous avons tenté de discuter nos résultats autour de divers travaux français et internationaux, traitant d'abord du diagnostic anténatal des cardiopathies congénitales, de l'évolution de ce diagnostic, puis nous avons cherché à confronté nos valeurs d'incidence générale et spécifique de ces pathologies cardiaques. Nous reste maintenant à terminer la discussion autour du dernier point de nos résultats, le devenir.

Se profilent donc toutes les questions sur le devenir de l'enfant atteint de cardiopathie congénitale, que nous avions préalablement posées. Nous insisterons sur l'évolution vers le décès ou la survie, d'une part durant la grossesse, d'autre part sur la première année de vie de ces enfants suivis et recrutés dans notre étude.

3.3. Devenir de l'enfant :

3.3.1. Devenir au cours de la grossesse :

Considérons :
- ➤ d'une part, les évolutions positives, avec les grossesses à terme, et
- ➤ d'autre part, les évolutions souvent beaucoup plus difficiles à vivre pour les parents : les interruptions médicales de grossesse et les morts in utero.

3.3.1.1. Grossesses à terme :

Dans notre étude, la majorité des grossesses sont menées à terme : 66,3 % en considérant les cas renseignés (N = 398 ; 36 inconnues) et 60,8 % face à l'effectif total (N = 434) [Tableau 9 ; Graphique 7].

Plusieurs hypothèses pourraient être avancées devant ce résultat globalement positif :

- ➤ prédominance de communications interventriculaires dans les cardiopathies diagnostiquées (33,4 %), avec un bon pronostic global ;

- ➤ faible pourcentage de cardiopathies sévères (par exemple, hypoplasie du ventricule gauche : 3,9 %) et par conséquent diminution du nombre d'interruptions médicales de grossesse proposées ;

- ➤ politique intéressante des médecins du CHU de Caen.
  Au sein de l'établissement, s'est développée une stratégie thérapeutique

inter-service, regroupant cardiopédiatrie, néonatalogie, réanimation infantile, chirurgie cardiothoracique, mais aussi inter-hospitalière avec la participation de centres spécialisés parisiens (Le Plessis-Robinson, Massy) intervenant très précocement. La mère et l'enfant sont parfois, en effet, transférés avant l'accouchement, notamment pour une tétralogie de Fallot ou une transposition des gros vaisseaux. De façon générale, ce transfert in utero vers des centres spécialisés, pour des fœtus atteints de malformations graves, apparaît indispensable [175].

3.3.1.2. **Interruptions médicales de grossesse :**

Depuis quelques années, les conséquences de la recherche d'un diagnostic échographique, de plus en plus précoce, sont observées sur le devenir de l'enfant. Il semble, en effet, que le nombre d'interruptions médicales de grossesse (IMG) ne cesse de croître; selon les travaux, les équipes, le taux d'IMG passe parfois la barre des 50 %, pour une échographie en faveur d'une cardiopathie congénitale.

Dans notre étude, sur les 62 cas diagnostiqués en anténatal, le taux d'IMG est de 58.1 % (N = 36). Confrontons alors notre résultat, d'une part aux travaux français contemporains du nôtre, d'autre part à plusieurs études internationales. Les tableaux 20 et 21, le graphique 21, nous apportent quelques informations.

Tableau 20 : IMG sur cardiopathie congénitale en France.

Lieu	Type d'étude	Observations sur IMG
Côte d'Or **1998** Petit [128]	-Rétrospective sur 62 670 naissances, 9 années (1988-1996). -Cardiopathies aisément détectables en routine in utero. 196 cas	53.8 % IMG 21 cas sur 39
Indre et Loire 1999 Cloarec [129]	-Rétrospective sur 26 082 naissances, 4 années (1991-1994). -Cardiopathies aisément détectables en routine in utero. 271 cas	60 % IMG 9 cas sur 15
Calvados 2003 Coulon [Notre étude]	-Rétrospective sur 5 années (1996-2000). -Toute cardiopathie. 434 cas (403 moments diagnostics connus).	58.1 % IMG 36 cas sur 62

Tableau 21 : IMG sur cardiopathie congénitale dans le monde.

Lieu	Type d'étude	Observations sur IMG
R-U 1998 Daubeney [133]	Rétrospective sur le R-U et l'Irlande 1991-93 et prospective 1994-95 / atrésie pulmonaire avec septum intact.	61.6 % IMG N = 53 sur 86
USA 1999 Tometski [177]	Rétrospective sur le département de pédiatrie de Californie, sur les fœtus présentant une cardiopathie cyanogène.	31.1 % IMG N = 19 sur 61
Italie 1999 Fesslova [178]	Rétrospective, multicentrique, 1983-1997. Toute cardiopathie.	28.9 % IMG N = 245 sur 847
R-U 1999 Bull [166]	Multicentrique (17), prénatale, 1993-1995. Toute CP. 4 799 grossesses inclues dont 23.4 % de cas anténataux.	50.4 % IMG N = 567 sur 1124
R-U 2000 Huggon [180]	Rétrospective sur le diagnostic prénatal de canal atrioventriculaire.14 726 grossesses, dont 301 CAV inclus (2 %).	58.7 % IMG N = 175 sur 298
R-U 2000 Wren [181]	Rétrospective et prospective sur toutes les malformations cardiaques, sur la région de Newcastle, 1985-1997. 2 671 cas inclus.	% anténatal non renseigné, mais 0 IMG en 1985 contre 16 en 1997
R-U 2000 Hunter [123]	Audit sur le diagnostic anténatal de 1994 à 1997. Toute cardiopathie. Diagnostic anténatal de 17 % en 94 à 26.9 % en 1997.	Ascension du taux d'IMG de 22.7 à 57 % de 1994 à 1997

Graphique 21 : IMG sur cardiopathie congénitale en France et dans le monde.

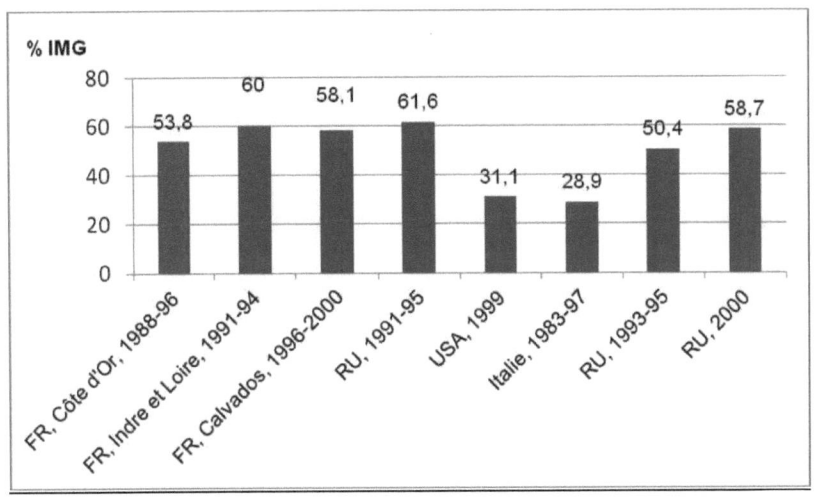

Les tableaux 20 et 21, le graphique 22, mettent en évidence des taux d'interruptions médicales de grossesse assez homogènes en France et dans le monde. A l'exception de l'étude italienne avec 28,9 % d'IMG [178] et de l'étude californienne avec 31,1 % d'IMG [177], les résultats sont de l'ordre de 50 à 60 %, ce qui signifie que dans la plupart des études, plus de la moitié des enfants ayant eu un diagnostic de cardiopathie en anténatal est orientée vers une interruption.

Dans notre étude en particulier, bien que les interruptions médicales de grossesse ne représentent que 8,3 % (N= 434) du devenir de la population totale et semblent occuper une modeste place vis à vis des grossesses menées à terme, majoritaires avec 60,8 % (N = 434) du devenir [Tableau 9 ; Graphique 7], elles ne sont pas négligeables face au diagnostic. Le taux de 58,1 % (36/62) rejoint les autres études françaises ou britanniques.

Ces taux voisins reflètent la tendance actuelle d'une cardiologie fœtale, où la détection et l'identification de certaines cardiopathies sévères ou complexes s'améliorent année après année et permettent d'établir une stratégie thérapeutique assez similaire entre les pays développés. L'interruption thérapeutique est alors proposée devant des pronostics très péjoratifs et il convient alors, à chaque équipe, de conseiller les parents dans leur choix.

Des stratégies différentes conviennent pour chaque type de pathologie, justifiant la sanction d'interruption variable selon la pathologie concernée [133; 177; 180].

Par exemple encore, l'hypoplasie du ventricule gauche, maladie souvent mortelle dans son évolution naturelle, a été étudiée dans plusieurs études britanniques [182-185]. Depuis 1985, son taux de détection anténatal augmente et il apparaît que les parents, avertis du diagnostic et du pronostic avant 20 semaines, choisissent souvent l'interruption médicale de grossesse. Cette stratégie explique alors la proportion croissante d'interruptions médicales de grossesse devant cette pathologie et par conséquent, un nombre moindre de cas répertoriés en postnatal.

Dans notre étude, le diagnostic anténatal d'hypoplasie du ventricule gauche est performant à 85,7 % et conduit dans 50 % des cas à une IMG (14 cas sont diagnostiqués ; l'évolution comporte 7 IMG, 4 morts in utero, 2 perdus de vue et 1 grossesse à terme). Ce taux de 50 % d'interruptions médicales de grossesse est peut-être d'ailleurs légèrement sous évalué compte-tenu des deux cas perdus de vus. En effet, les deux patients ont bénéficié d'une échographie prénatale spécialisée, mais n'apparaissent dans aucun fichier postnatal sur le département, alors que leurs mères sont domiciliées dans le Calvados. De plus, ces deux enfants ne figurent ni dans les comptes-rendus anatomopathologiques, ni dans le recueil régional des interruptions médicales de grossesse. L'interruption a-t-elle elle été pratiquée dans une autre région ? La mère a-t-elle déménagé ?... La douleur parentale explique-t-elle l'arrêt des démarches médicales ?

Nous achevons ici les quelques commentaires sur l'interruption médicale de grossesse dans un contexte de cardiopathie. Volontairement, nous ne soulèverons pas tous les questionnements éthiques, religieux... il est cependant certain que cet impact retentit à plus ou moins grande échelle et notamment dans des pays comme les Etats-Unis [177], l'Italie [178], où le taux d'interruptions médicales de grossesse est d'ailleurs plus bas que dans les autres études [Tableau 21].

Continuons, toutefois maintenant, la discussion par l'autre volet négatif de l'évolution des cardiopathies congénitales, avec les morts in utero.

3.3.1.3. **Morts in utero, mortalité en anténatal :**

Faisons une revue de la littérature avec le tableau 22 et le graphique 22.

Tableau 22 : Taux de mort in utero et de décès anténataux sur l'effectif population anténatale, population totale.

Lieu	Etude	Mort in utero		Mort in utero + IMG	
		Diag ant	Pop tot	Diag ant	Pop tot
Italie 1996 Ventriglia [186]	Anatomocliniq / la vie fœtale. Toute CP.	/	/	/	33.6 % (16+21)/110
FR 1998 Petit [128]	Rétrospective 1988 à 96. CP de routine.	2.6 % (1/39)	0.5 % (1/196)	56.4 % (1+21)/39	11.2 % (1+21)/196
R-U 1998 Rodriguez [187]		4.8 % (2/42)		50 % (2+19)/42	
R-U 1998 Daubeney [133]	Rétrospective 91-93 Prospective 94-95 Atrésie pulmonaire avec septum intact.	4.6 % (4/86)	1.7 % (4/240)	66.3 % (4+53)/86	23.8 % (4+53)/240
Italie 1999 Fesslova' [178]	Rétrospective, Multicentrique, 1983-97. Toute CP.		8.5 % (72/847)		37.4 % (72+245)/847
USA 1999 Munn [183]	Rétrospective, 1991-96. HypoVG.	6.7 % (1/15)		26.7 % (1+3)/15	
R-U 2000 Huggon [180]	Défaut du septum atrioventriculaire		7.3 % (22/301)		65.8 % (23+175)/301
FR 2003 Coulon [Notre étude]	Rétrospective 1996-2000. Toute CP.	14.5 % (9/62)	2.1 % (9/434)	72.6 % (9+36)/62	10.4 % (9+36)/434

FR = France ; R-U = Royaume Uni

Mort in ut = Mort in utero ; D.ant. = diagnostic anténatal ; pop.tot. = population totale.

CP = cardiopathie ; HypoVG = hypoplasie du ventricule gauche ; atrioV = atrioventriculaire.

Graphique 22 : <u>Mortalité en anténatal.</u>

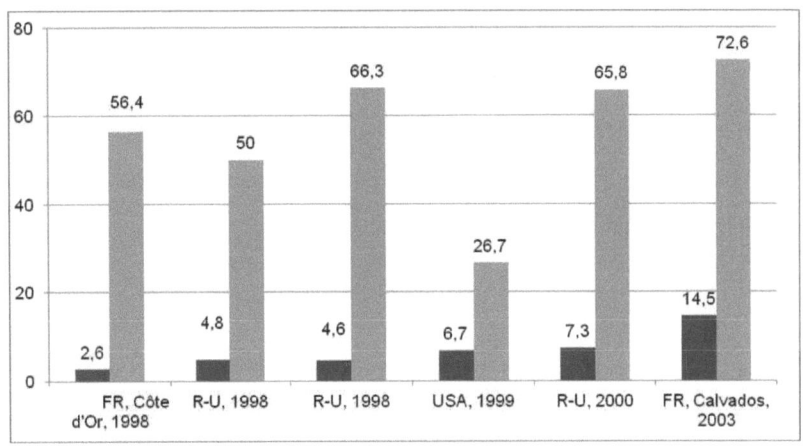

% morts in utero /CP diagnostiquées en anténatal
% morts in utero + IMG /CP diagnostiquées en anténatal

Le tableau 22 met en évidence que peu d'études explorent la mortalité des cardiopathies congénitales de façon complète. En fait, sont souvent observées les taux de mortalité pour une pathologie donnée [133; 180; 183], ou après un diagnostic anténatal [178; 180; 183; 186-187]. Cependant d'une manière générale, la proportion de morts in utero, que ce soit en rapport aux enfants diagnostiqués en anténatal ou par rapport à toute la population (diagnostic anténatal + diagnostic postnatal), est :

➢ Relativement faible, toujours inférieure à 15 % ;

➢ Toujours plus faible que la proportion d'interruptions médicales de grossesse [Graphique 22].

L'étude du Calvados ramène un taux de morts in utero de 14,5 % des enfants diagnostiqués en prénatal, apparemment supérieur aux études ne concernant que le diagnostic anténatal, respectivement 4,8 % [187], 6,7 % [183]%, 7,3 % [180]. Toutefois, notre méthode de recueil est plus large, ce qui augmente la probabilité de morts in utero. De plus, sur la valeur absolue des 9 morts in utero, 4 soit ≈ 44 % sont liées à une hypoplasie du ventricule gauche, pathologie qui, comme nous l'avons déjà signalé, est de mauvais pronostic.

Par ailleurs, nous pourrions tenter d'approcher comparaisons et différences entre chaque étude, afin d'expliquer aussi les divergences de mortalité.

Pour la Côte d'Or [128], par exemple, le taux de morts in utero est minime, avec seulement 1 cas, soit 2,6 % sur les 39 enfants diagnostiqués en anténatal, ou 0,5 % sur toutes les pathologies de l'étude. Toutefois, le recueil ne concerne que les cardiopathies de routine.

A l'opposé, l'étude italienne [178] de V. Fesslova montre le taux le plus fort de morts in utero après le nôtre, soit 8,5 % (72/845) du total des cardiopathies diagnostiquées en anténatal durant la période analysée. Cette étude semble néanmoins se rapprocher plus de notre travail, puisqu'elle recueille toute cardiopathie, sans aucune limitation du recueil, sur un mode rétrospectif. Cependant, contrairement à la nôtre, l'étude italienne est multicentrique, strictement limitée à l'anténatal, avec confirmation du diagnostic en postnatal ou avec un examen postmortem. Le travail italien est donc différent dans son contexte spatial, avec l'absence d'une unité géographique définie, une variabilité inter-opérateur et une imprécision sur les facteurs de risque.

En ce qui concerne la mortalité (IMG et morts in utero) des cardiopathies diagnostiquées en anténatal, en dehors des résultats de l'étude italienne multicentrique de Fesslova [178] et de l'étude américaine de Munn [183], qui ne concerne qu'un type de cardiopathie, l'hypoplasie du ventricule gauche, le taux dépasse toujours les 50 % de l'effectif. En conséquence, les chiffres tendent à signifier que pour un diagnostic anténatal de cardiopathie, la mortalité apparaît plus probable que la survie. Néanmoins, il ne faut pas oublier que l'évolution péjorative des cardiopathies, dépistées en anténatal, est aussi biaisée par le fait que :

- les cardiopathies sont plus facilement diagnostiquées en postnatal ;

- les cardiopathies, les mieux diagnostiquées en anténatal, sont le plus souvent celles qui ont un mauvais pronostic ; et

- certaines cardiopathies sont les marqueurs d'une anomalie génétique, qui aboutit à une interruption médicale de grossesse.

Nous avons, en effet, observé que le diagnostic de cardiopathie congénitale apparaît plus aisé en postnatal ; le rapprochement des décès de la période prénatale, à l'effectif total d'une population étudiée et diagnostiquée en ante et en postnatal [128 ; 133 ; 186], permet alors de relativiser la mortalité anténatale. Dans l'étude de la Côte d'Or [128], comme dans notre travail, la mortalité anténatale ne représente plus l'essentiel du devenir de l'enfant atteint de cardiopathie congénitale, si nous la mettons en parallèle à l'effectif total étudié. La mortalité anténatale représente 11,2 % dans l'étude de Petit, contre 56,4 % pour les diagnostics uniquement anténataux.

De notre côté, la mortalité anténatale constitue 10,4 % de l'effectif total étudié, contre 72,6 % pour les seuls cas diagnostiqués sur la période anténatale.

Enfin, que ce soit pour cette mortalité comparée à la population totale ou pour celle rapportée au diagnostic anténatal, nous avons discuté le décès ou la survie des cardiopathies congénitales durant la grossesse. Il convient donc d'étudier maintenant ce que sont devenus les enfants atteints de cardiopathie congénitale, diagnostiqués en anténatal, et ceux découverts en postnatal, durant la première année de vie.

3.3.2. Devenir de l'enfant dans la première année de vie :

Le devenir dans la première année de vie est étroitement lié au type de cardiopathie congénitale. Il varie donc d'un extrême à l'autre, de la simple surveillance clinique et échographique à un pronostic très sombre. Les chiffres sont parfois peu engageants et ce d'autant plus que la cardiopathie a été détectée précocement. Toutefois, comme il a été expliqué ci-dessus, il faut garder en mémoire que l'évolution péjorative des cardiopathies, dépistées en anténatal, est souvent biaisée.

Par ailleurs, dans certains cas, la stratégie thérapeutique révolutionne l'espérance de vie, notamment pour des pathologies non viables sans intervention chirurgicale. Dans d'autres, une médication adéquate permettra de passer le cap difficile. Parfois enfin, après accord entre parents et médecins, l'enfant entre dans un cadre de soins palliatifs.

Commençons alors, d'abord par l'étude de la mortalité sur la période postnatale, puis terminons par l'évolution plus positive, la survie sur cette première année.

3.3.2.1. Taux de mortalité sur la première année de vie:

Dans la littérature, nous avons cherché des études de méthodologie semblable à notre travail, afin d'avoir une comparaison la plus fiable possible. Cependant, comme nous l'avons constaté pour la mortalité anténatale, peu d'études sont uniformes et les comparaisons sont souvent à nuancer.

Le tableau 23 et le graphique 23 synthétisent quelques articles de la littérature.

Tableau 23 : Mortalité et cardiopathies congénitales.

Lieu	Etude	Mortalité anténatale	Mortalité postnatale	Mortalité totale
		Population totale étudiée		
FR 1998 Petit [128]	Rétrospective de 1988 à 96. CP de routine	11.2 % (1+21)/196	21.4 % (11+31)/196	32.7 % (22+42)/196
R-U 1998 Rodriguez [187]	Longitudinale sur 42 fœtus. Toute CP.	50 % (2+19)/42	21.4 % (9/42)	71.4 % (21+9)/42
R-U 1998 Daubeney [133]	Rétro 1991-93 et prospective 94-95 Atrésie pulmonaire avec septum intact	66.3 % (4+53)/86	/	/
Italie 1999 Fesslova' [178]	Multicentrique, rétrospective Toute CP.	37.4 % (72+245)/847	30.6 % (259/847)	68 % (317+259)/847
USA 1999 Munn [183]	Rétrospective. HypoVG.	26.7 % (1+3)/15	60 % (9/15)	86.7 % (4+9)/15
R-U 2000 Huggon [180]	Rétrospective. Canal atrioV.	65.8 % (23+175)/301	18.9 % (57/301)	84.7 % (198+57)/301
FR 2003 Coulon [Notre étude]	Rétrospective 1996-2000. Toute CP.	10.4 % (9+36)/434	3.7 % (16/434)	14.1 % (45+16)/434

FR = France ; R-U = Royaume Uni.

IMG = Interruptions médicales de grossesse ; CP = cardiopathie ; HypoVG = Hypoplasie du ventricule gauche ; atrioV = atrioventriculaire.

Graphique 23 : Mortalité et cardiopathies congénitales.

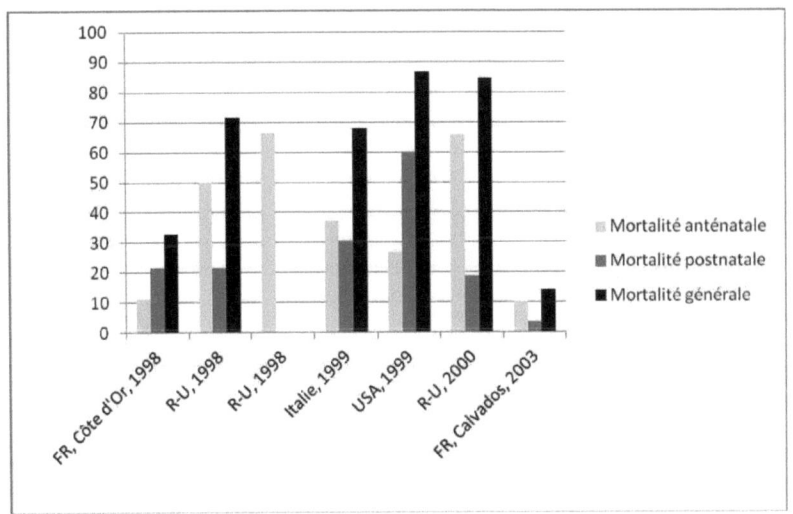

Comme attendu, les résultats sont peu homogènes, puisque les cardiopathies étudiées sont diverses. Cependant, en dehors de notre travail (3,7 %) et de l'étude américaine de Munn sur l'hypoplasie du ventricule gauche (60 %) [183], le taux de mortalité postnatale avoisine 20 à 30 % du devenir sur la population étudiée.

De plus, à l'exception de l'étude de Petit en Côte d'Or [128] et à nouveau de l'étude de Munn [183], il semble que la proportion de la mortalité anténatale prédomine sur la proportion postnatale. Cette tendance entre dans les stratégies thérapeutiques actuelles où les pathologies les plus graves, avec un pronostic très péjoratif, se soldent souvent par une interruption médicale de grossesse ou une mort in utero.

Il faut en outre se mettre en garde d'une généralisation : une pathologie bénigne diagnostiquée en anténatal, qui a normalement un très bon pronostic, n'a pas un risque plus grand de conduire à la mort parce qu'elle a été diagnostiquée en anténatal ! Tout repose sur le type de pathologie diagnostiqué et le biais déjà énoncé, concernant la fréquente gravité des pathologies découvertes en prénatal.

En ce qui concerne la mortalité générale, il faut absolument différencier les études englobant seulement des cas diagnostiqués en anténatal [178], qui affichent des taux de mortalité supérieurs à 65 % de la population analysée, et les études basées sur un recueil ante- et postnatal [128; notre étude].

De même, les études portant sur une pathologie isolée [133; 180; 183] concernent assez souvent une pathologie létale donc de pronostic incertain, avec un taux de mortalité peu encourageant [183], ce qui biaise totalement la comparaison avec une étude regroupant des données sur toutes les cardiopathies.

Notre étude, malgré les divergences des données bibliographiques, semble donc refléter une faible mortalité générale avec seulement 14,1 % de la population totale, où prédomine la mortalité anténatale (10,4 % mort in utero et interruptions médicales de grossesse) par rapport à la mortalité postnatale (3,7 %) [Graphique 8 ; Tableau 12]. Il est alors fortement possible que le nombre important de communications interventriculaires, et notamment celles situées sur la partie musculaire du septum, conditionne les chiffres sur le devenir de l'enfant dans sa première année de vie. La surveillance échographique, plus ou moins rapprochée, associée à un examen clinique, constitue souvent la principale thérapeutique : 63,2 % [Graphique 11].

Ainsi, même si la mortalité rapportée à la population diagnostiquée en anténatal apparaissait importante, les mortalités ante, ou postnatale, et par conséquent générale, constituent une part faible du devenir de l'enfant à 1 an, lorsqu'est pris en compte la totalité de notre population. Si ces enfants atteints d'une cardiopathie congénitale naissent et ne meurent pas, quel sera alors leur devenir ?

3.3.2.2. La vie dans la première année et les thérapeutiques suivies :

Pour cette première année de vie, peu d'études sont réalisées de façon similaire à la nôtre. La littérature nous fournit des données sur les diagnostics ante et postnatal, des comparaisons selon l'âge du diagnostic, mais d'une façon générale, peu d'orientation selon la thérapeutique. En revanche, pour des pathologies précises telles une communication interventriculaire [180-188], un canal atrioventriculaire [189], ou encore une hypoplasie du ventricule gauche [182-183], des études exposent les pourcentages de survie, chirurgie, soins palliatifs....

Dans notre travail, sur les 383 enfants nés vivants, la survie à 1 an est de 95,8 % (367/383), tandis qu'elle représente 84,6 % du devenir des 434 cas (367/434) [Graphiques 11 et 12]. En effet, en parallèle à l'explication de la faible mortalité, notre recueil est dominé par les communications interventriculaires, pathologies où la vie est rarement remise en question. La surveillance échographique et clinique est ainsi la principale orientation des enfants nés vivants avec 63,2 % de cet effectif (242/383), mais aussi de la totalité des cas de l'étude avec 55,8 % des 434 pathologies (242/434). Ces chiffres soulignent donc une nouvelle fois l'importance de l'outil échographique, en marge de son rôle de dépistage.

Beaucoup plus loin dans les statistiques, suivent les orientations chirurgicale 15,9 % (61/383) et purement médicamenteuse 13,1 % (50/383). Néanmoins, ces deux voies occupent également le deuxième et le troisième rang par ordre d'importance, sur la totalité des 434 pathologies :

> ➤ 14,1 % (61/434) des enfants de notre étude ont bénéficié d'un diagnostic ante- ou postnatal de cardiopathie, d'une intervention chirurgicale et sont en vie à 1 an ; et

> ➤ 11, 5 % (50/434) des enfants, après un diagnostic de cardiopathie congénitale, sont aidés par un traitement médicamenteux et en vie à un an.

Au sein de la thérapeutique interventionnelle, dans notre travail sur les années 1996 à 2000, le cathétérisme était ainsi minoritaire face à la chirurgie : en comparaison, il ne représente qu'un cinquième de l'effectif chirurgical (12 cas contre 61 en chirurgie, soit 3,1 % (12/383) du devenir des enfants nés vivants, et 2,8 % (12/434) du devenir des 434 cas).

Par ailleurs, pour se confronter à la littérature au niveau de l'évolution d'une pathologie, poursuivons notre exemple de l'hypoplasie du ventricule gauche. Sur les 14 cas diagnostiqués, en dehors des 7 IMG, des 4 morts in utero, des 2 perdus de vue, 1 seul enfant naît à terme, mais il décèdera sans aucun traitement envisagé dans ses 48 premières heures. Cette survie nulle n'est pourtant pas tellement différente de celle de l'étude américaine de Munn [183] : 13 décès sur les 15 diagnostics. Cependant, contrairement à notre étude où les IMG sont dominantes, sur les 15 cas, 3 seulement ont été interrompus, mais 8 ont été orientés vers la chirurgie (transplantation ou méthode de Norwood) pour ne donner que 2 uniques survivants. La stratégie est donc différente, peut-être en lien là aussi à une influence culturelle, religieuse, mais le résultat assez similaire. Ainsi, nous pouvons retenir un choix bien ardu pour des parents… interrompre ou tenter une chirurgie dont l'espérance de vie est faible.

Cependant, afin de nuancer les résultats parfois peu concluants de la chirurgie, il faut là encore différencier chaque pathologie. Les progrès sont d'ailleurs continus. Citons en exemple :

> l'amélioration du devenir des patients, après une intervention dans le cadre d'une coarctation de l'aorte [190] ;

> les progrès en management des fœtus, chez qui une malformation est découverte, avec des naissances en maternités et hôpitaux publics équipés de soins néonataux intensifs, des transfert in utero [191] ; et

> la recherche pour maintenir la perméabilité du canal artériel chez le nouveau-né en attente de chirurgie, pour améliorer sa tolérance, et par là-même, améliorer la période pré-chirurgicale (exemple des endoprothèses [192]).

Nous terminons ainsi notre discussion sur les résultats chiffrés de notre travail. Les avancées de la technologie permettront de les nuancer dans les années futures, mais nous pouvons déjà retenir un important travail des cardiopédiatres de Caen, qui s'inscrit dans une chaîne pluridisciplinaire avec les gynéco-obstétriciens, les pédiatres et les grands centres chirurgicaux de Paris.

Ouvrons néanmoins notre discussion sur le contexte législatif, afin d'insister sur cette dimension non négligeable pour les praticiens.

3.4. Actualité :

Depuis l'histoire Perruche, le diagnostic prénatal reste sujet à caution. Les praticiens sont pris dans le cercle vicieux d'une technique de plus en plus performante, où l'échographie est au premier plan, avec des diagnostics de plus en plus précis, impliquant une spécialisation, voire une hyperspécialisation dans le maniement de l'outil échographique. La technique tend donc de plus en plus vers le diagnostic prénatal, tandis que la législation et la crainte de la faute freinent médecins seniors et nouvelles recrues.

L'évolution de la société entraîne, par ailleurs, le passage de l'obligation de moyens à l'obligation de résultats, avec des reproches croissants adressés au monde médical : l'absence d'examens complémentaires ou un manque de diligences sont redoutés par le corps médical [105].

Cependant, garantir l'avenir du diagnostic prénatal soulève aussi un autre débat, avec des enjeux politico-sociaux, ceux de la prise en charge et de l'indemnisation des personnes polyhandicapées. Pour Marie-Sophie Desaulle, Présidente de l'Association des Paralysés de France (APF) au moment de la rédaction de notre travail et aujourd'hui, en 2014 présidente d'honneur, les carences de la solidarité nationale sont véritables [193]. Elle avait pu déclarer en 2001:

« *Au-delà des discours de façade sur l'intégration des personnes handicapées, il y a une réalité : que ce soit au niveau scolaire, au niveau professionnel, comme à tous les niveaux de la vie sociale, il existe aujourd'hui un poids du regard sur le handicap qui fait que le choix des parents est biaisé ; d'autre part, il y a des difficultés financières et matérielles qui attendent les personnes handicapées. La question qui se pose donc aux parents est : dois-je faire ou ne pas faire naître un enfant handicapé sans savoir quelle qualité de vie je vais pouvoir lui assurer ? C'est le vrai sujet* » [193].

En 2003, comme en 2014, les difficultés pour élever un enfant handicapé, lui trouver une place dans un centre spécialisé et à tout âge de sa vie, sont de réels problèmes. Quel que soit le département français, la Maison des Personnes Handicapées ne parvient bien souvent pas à écouler tous les dossiers, toutes les demandes. Qui peut se permettre de rester à domicile, au quotidien, pour prendre en charge son enfant handicapé ?

Ainsi, outre le monde médical et ses capacités, ses avancées techniques, il semble important de garder en arrière plan, tout le contexte législatif, les plans gouvernementaux et les actions sociales. Pour le quotidien, il reste aux médecins, sagesse et précautions, pour mener au mieux des grossesses à risque et des enfants à la vie…

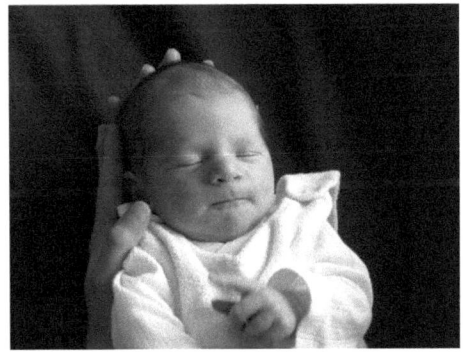

4. Propositions :

Au décours de l'étude, des résultats et de la discussion, plusieurs propositions se sont dégagées :

4.1. La coopération gynéco-pédiatre-cardiopédiatre.

Comme elle existe en partie à Caen et dans d'autres CHU de France, cette coopération semble fondamentale pour développer le diagnostic anténatal et prendre en charge au mieux les pathologies potentiellement létales. Elle s'impose notamment dès qu'un transfert in utero est préférable, comme bien souvent pour une transposition des gros vaisseaux ou une coarctation de l'aorte.

De plus, la formation des gynéco-obstétriciens apparaît essentielle pour le dépistage de cardiopathies sévères, telles les cardiopathies cyanogènes, encore sous-diagnostiquées.

4.2. Mettre en place des études prospectives.

Pour le signe échographique d'une hyperclarté nucale ou l'étude de facteurs d'environnement précis, nous avions suggéré, en 2003, une étude prospective afin d'étudier une relation de probabilité entre cardiopathie & nuque claire et épaissie, ou un lien de causalité entre cardiopathie & un facteur d'environnement. En effet, notre étude étant rétrospective, ces éléments n'ont pu être appréciés par notre recueil.

4.3. Politique de santé publique renforcée sur la prévention.

Elle serait basée sur une meilleure connaissance des facteurs d'environnement tératogènes d'une part pour le praticien, avec l'importance de la formation continue et d'autre part pour toutes les jeunes femmes en âge de procréer.

Combien oublient que l'alcool, le tabac, actif ou passif, est néfaste pour l'enfant à naître ?

Combien de futures mamans prennent des médicaments sans se méfier ?

4.4. Modification des mentalités depuis la loi du 4 mars 2002.

Nous pouvons observer:
- ➤ l'importance d'une médecine plus transparente avec un dossier médical écrit, bien tenu;
- ➤ une vigilance médicale croissante, face à l'éventuel lien direct entre faute et handicap, avec réparation pour l'enfant si le médecin provoque directement, ou aggrave, ou ne permet pas d'atténuer ce handicap...
- ➤ la nécessité d'une spécialisation, voir hyperspécialisation, pour un diagnostic anténatal optimal, tout en sachant que l'erreur restera toujours humaine...

Conclusion

Notre étude permet ainsi d'apporter quelques données sur les cardiopathies congénitales, au sein du Calvados, et d'associer ce département aux données nationales et internationales.

Comme dans la littérature, le diagnostic anténatal, retrouvé dans notre travail, est minoritaire, avec 15,4 % des cardiopathies diagnostiquées avant la naissance, mais il tend à prendre une place croissante, en parallèle au développement des progrès de la technique et de la formation des opérateurs.

De la même façon, le Calvados ne se distingue pas dans ses principales circonstances diagnostiques, avec une suspicion sur l'échographie obstétricale du deuxième trimestre pour le diagnostic anténatal, ou l'appel d'un souffle cardiaque en postnatal. L'incidence moyenne pour les cinq années est de 10,6 ‰, où prédominent les communications interventriculaires, ce qui conditionne, notamment pour une partie, les statistiques sur le devenir de l'enfant à 1 an. La mortalité générale semble en effet relativement faible, par rapport aux études citées : 14,1 % dont 8,3 % d'interruptions médicales de grossesse, 2,1 % de morts in utero, et 3,7 % de décès en postnatal. La survie, accompagnée d'une surveillance clinique et échographique, représente l'orientation majeure des cas de notre étude, argument pour souligner l'importance de l'outil échographique en dehors de son rôle de dépistage, et insister sur la nécessaire formation des échographistes en ante, comme en postnatal, ouvrant la porte de la coopération gynéco-pédiatre-cardiopédiatre, de la formation médicale continue et de l'hyperspécialisation…

Par ailleurs, tous ces résultats ne sont pas figés. Depuis la fin du recueil, le diagnostic anténatal a déjà probablement évolué. De plus, même si par exemple la tératogénicité de certains facteurs d'environnement est acquise depuis plusieurs années, il reste à ne pas l'oublier, la faire connaître, et à répondre aux questions restant en suspens. Après notre étude rétrospective, d'autres travaux pourraient être conduits, autant en prospectif pour une question précise, qu'en rétrospectif pour réactualiser certains de nos résultats.

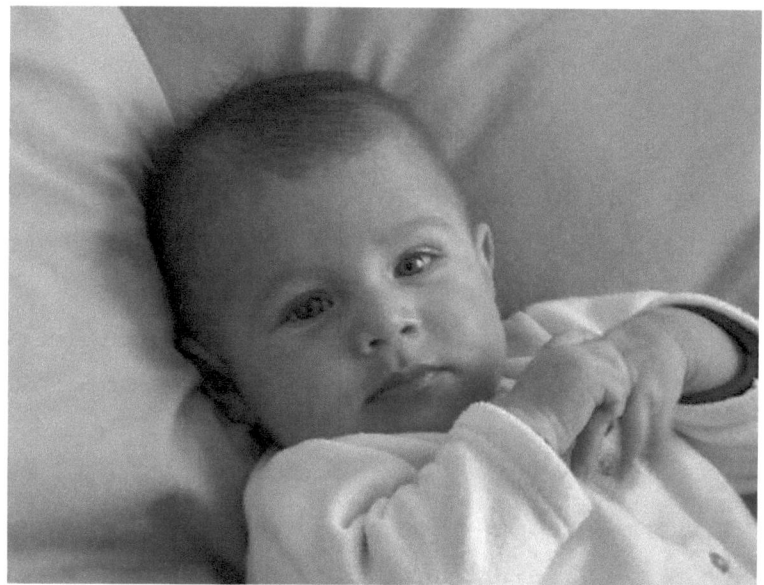

Annexes

Annexe 1 :
Services et professionnels sollicités dans l'étude,
dans le département du Calvados (14).

1. CHU de Caen, hôpitaux périphériques, professionnels attachés ou responsables des différents services :

1.1. Le CHU de Caen :
- Service de Cardiologie, Monsieur le Professeur Potier ;
  Cardiopédiatre : Madame le docteur Pascale Maragnès
- Service de Chirurgie cardio-vasculaire, Monsieur le Professeur Khayat ;
- Service de Chirurgie infantile et de Réanimation médico-chirurgicale pédiatrique Monsieur le Professeur Mallet ;
- Service de Gynéco-obstétrique, Monsieur le Professeur Herlicoviez ;
- Service d'Anatomopathologie, Monsieur le Professeur Rousselot ;
- Service de Néonatalogie, Monsieur le Professeur Guillois ;
- Service de Pédiatrie A, Monsieur le Professeur Duhamel ;
- Service de Pédiatrie B, Monsieur le Professeur Guillois ;
- Département d'Information Médicale, Madame le Docteur Marie-José d'Alche-Gautier;
- Service de Santé Publique, Monsieur le Professeur Le Coutour et chef de clinique Monsieur Blaise Kamendje.

1.2. Le cabinet de cardiologie du Docteur Iselin :
Le Docteur Iselin est un cardiopédiatre, attaché du CHU de Caen.

1.3. Le centre hospitalier de Bayeux :
- Service de Gynéco-obstétrique, Messieurs les Docteurs Chabert et Prioux ;
- Service de Pédiatrie, Madame le Docteur de Prunele ; et
- Département d'Information Médicale, Madame le Docteur Desse.

1.4. Le centre hospitalier de Falaise :
- Service de Gynéco-obstétrique, Madame le Docteur Fakhry ;
- Service de Pédiatrie, Monsieur le Docteur Chami ; et
- Département d'Information Médicale, Monsieur le Docteur Riby.

1.5. Le centre hospitalier d'Honfleur :
- Service de Gynéco-obstétrique, Monsieur le Docteur Delannoy.

1.6. Le centre hospitalier de Lisieux :
- Service de Gynéco-obstétrique, Monsieur le Docteur Zergek ;
- Service de Néonatalogie, Monsieur le Docteur Mella ; et
- Département d'Information Médicale, Monsieur le Docteur Poilleux.

1.7. Le centre hospitalier de Vire :
- Service de Gynéco-obstétrique, Monsieur le Docteur Morin ;
- Service de Pédiatrie, Monsieur le Docteur Marchalot ;
- Département d'Information Médicale, Messieurs les Docteurs Marchalot et Legoupil.

2. Les cliniques :

Toutes les cliniques du département ont été contactées. Cependant, le recueil reste très faible en milieu privé; les gynéco-obstétriciens préfèrent, en effet, orienter les grossesses à risques sur les centres hospitaliers, avec un plateau technique plus important, au moindre doute.

2.1. Les cliniques de Caen :
- Clinique de la Miséricorde et Clinique Saint-Martin : aucun cas de cardiopathie congénitale sur la période d'étude ;
- Polyclinique du Parc : refus de participation.

2.2. Clinique de Bayeux :
Aucun cas de cardiopathie congénitale sur la période d'étude.

2.3. Polyclinique de Deauville :
Service de Gynéco-obstétrique, Messieurs les Docteurs Delaporte, Haudebourg, Valensi.

2.4. Clinique de Lisieux :
Aucun cas de cardiopathie congénitale sur la période d'étude.

3. Les gynécologues et pédiatres :

Afin d'assurer l'exhaustivité du recueil, tous les gynécologues du département du Calvados ont été informés personnellement, par courrier, de l'étude. De même, tous les cabinets privés de pédiatrie du département ont été sollicités, par courrier, suivi si nécessaire d'un contact téléphonique :

3.1. Les gynécologues (ordre alphabétique dans le département) :

- Monsieur le Docteur Al Khoury, Falaise ;
- Monsieur le Docteur Pierre Balouet, Caen ;
- Monsieur le Docteur Philippe Barjot, Caen ;
- Madame le Docteur Bazin, Caen ;
- Monsieur le Docteur Jean-Pierre Bilhaut, Caen ;
- Monsieur le Docteur Laurent Blanchard, Honfleur ;
- Monsieur le Docteur Jean-Pierre Blanchere, Caen ;
- Madame le Docteur Bottet, Caen ;
- Monsieur le Docteur Jean Coudray, Caen ;
- Monsieur le Docteur Dalipou, Honfleur ;
- Madame le Docteur Denoual-Ziad, Caen ;
- Monsieur le Docteur Desormons, Falaise ;
- Monsieur le Docteur Michel Dreyfus, Caen ;
- Monsieur le Docteur Durand, Honfleur ;
- Madame le Docteur Christiane Feuilly, Vire ;
- Madame le Docteur Madeleine Garnier, Caen ;
- Madame le Docteur Béatrice Guigues, Caen ;
- Madame le Docteur Guillemain, Caen ;
- Monsieur le Docteur Jean-Marc Hoppeler, Lisieux ;

- Madame le Docteur Hurel, Caen ;
- Monsieur le Docteur Patrick Izabel, Bayeux ;
- Monsieur le Docteur Christian Jolly, Caen ;
- Madame le Docteur Lagrange, Caen ;
- Monsieur le Docteur Bertrand Lebrun, Bayeux ;
- Madame le Docteur Odile Lecanu, Caen ;
- Monsieur le Docteur Lindet, Caen ;
- Monsieur le Docteur Patrice Lucas, Caen ;
- Madame le Docteur Brigitte Marette, Caen ;
- Madame le Docteur Maurin, Caen ;
- Monsieur le Docteur N'Diaye, Caen ;
- Monsieur le Docteur Yeu N'Guyen, Caen ;
- Monsieur le Docteur Patrice Philippart, Caen ;
- Madame le Docteur Lise Quesnel, Caen ;
- Monsieur le Docteur Claude Razet, Vire ;
- Madame le Docteur Patricia Riblier, Caen ;
- Madame le Docteur Françoise Salaun, Vire ;
- Monsieur le Docteur Fabrice Sergent, Lisieux ;
- Madame le Docteur Six, Falaise ;
- Monsieur le Docteur Thierry Six, Caen ;
- Madame le Docteur Vardon, Caen ;
- Madame le Docteur Claudine Vaugeois, Caen ;
- Monsieur le Docteur Peter Von Theobald, Caen ; et
- Madame le Docteur Willm, Lisieux.

3.2. Les pédiatres (ordre alphabétique dans le département) :

- Madame le Docteur Marie-Louise Benchet, Honfleur ;
- Madame le Docteur Elisabeth Bouvet-Cador, Caen ;
- Monsieur le Docteur Christian Calvez, Bayeux ;
- Monsieur le Docteur Yves Chabert, Bayeux ;
- Monsieur le Docteur Gaëtan de Schrevel, Caen ;
- Messieurs les Docteurs Jean Delavenne, Jean-Pierre Lellouche, Dominique Le Houezec, Alain Quesnay, Caen ;
- Monsieur le Docteur Jean-Luc Delfour, Caen ;
- Monsieur le Docteur Gérard Demant, Caen ;
- Monsieur le Docteur Alain Denis, Caen ;
- Monsieur le Docteur Antoine Denis, Caen ;
- Madame le Docteur Catherine Georgeot, Deauville;
- Madame le Docteur Brigitte Houngbedji, Villers Bocage ;
- Monsieur le Docteur Guy Kobilinski, Caen ;
- Monsieur le Docteur Stanislas Kosisek, Vire ;
- Mesdames les Docteurs Isabelle Lacroix-Barbery, Sylvie Siney, Lisieux ,
- Madame le Docteur Jeanne Quedru-Aboanne, Hérouville Saint-Clair ;
- Monsieur le Docteur Patrick Shouman, Caen ;
- Monsieur le Docteur Didier Soulard, Caen ;

Annexe 2 :
Fiche de recueil pour les 434 cardiopathies congénitales recensées.

FICHE DE RECUEIL

N° de fiche : ☐☐☐☐

(Attribué automatiquement par l'informatique)

Enfant :
Code : ☐☐☐☐   Nom : ....   Prénom : ....
Sexe : M ☐ F ☐   DateNais ☐☐ ☐☐ ☐☐☐☐   LieuNais : ☐☐
⇒ Adr1 : ....
⇒ Adr2 : ....
⇒ Tél. : ☐☐ ☐☐ ☐☐ ☐☐ ☐☐

Référents :
Médecin traitant : ....
Service de référence 1 : ☐☐   Médecin de référence 1 : ....
Service de référence 2 : ☐☐   Médecin de référence 2 : ....
Service de référence 3 : ☐☐   Médecin de référence 3 : ....

Diagnostic anténatal :
Circonstance anténat 1 : ☐☐   Terme 1 : ☐☐
Circonstance anténat 2 : ☐☐   Terme 2 : ☐☐
Autre circonstance anténatale : ....

Diagnostic postnatal :
Circonstance postnat 1 : ☐☐   Date du diagnostic postnatal : ....☐
Circonstance postnat 2 : ☐☐   Autre circonstance postnatale : ....

Incidence :
Cadre pathologique : ☐☐   Autre cadre : ....
Type(s) CP 1, 2 : ☐☐ ☐☐   Autre type de CP : ....

Devenir de l'enfant :
Devenir *durant la grossesse* : ☐   Type de grossesse : ☐
Date de fin grossesse : ☐☐ SA.   Poids fin grossesse : ☐☐☐☐ grammes
Date du décès : ....   Indice de mortalité : ☐
Devenir *durant la 1ère année* : ☐☐   Autre devenir : ....

Service de Santé Publique et d'Hygiène Hospitalière du CHU de Caen. Téléphone : 02.31.06.45.94.

Bibliographie

1) **Approches théoriques** :

1) Langman J. : Embryologie du coeur et malformations congénitales. In *Abrégés d'Embryologie médicale*. Edition Masson. 1994. French.

2) Gentry J.T., Parkhurst E., Bulin G.: Epidemiological study on congenital malformations in New York State. *Am. J. Public Health*. 1959; 49: 497.

3) Mc Keown T., Record R. G.: Malformations in population observed for five years after birth. In Wolstenholm GEW, O'Connor E.M (eds). *Ciba Foundation Symposium on Congenital Malformations*. Boston, Little, Brown. 1960. p 2.

4) Schenk H. : Uber die Missbildungen in den jahren 1938-41 an der Universitäts, Fräuenklinik, Berlin. *Sentralbl Gynaekol*. 1942; 46: 2078.

5) Stevenson S. S., Worcester J., Rice R. G.: Six hundred and seventy-seven congenitally malformed infants and associated gestational characteristics; general considerations. *Pediatrics*. 1950; 6 : 37.

6) INSEE : Institut national de la statistique et des études économiques. Les femmes font toujours autant d'enfants qu'en 1901. 2002 Déc.
http://www.6sens.bouyguestelecom.fr/news/economie

7) Philip N., Matteï J. F. : Malformations congénitales. Intérêt génétique et étiologique. In *Echographie des malformations fœtales*, Gillet J.Y., Boog G., Dumez Y., Nisand I., Vallette C. Vigot. 1993 ; 2 : 9-17.

8) Goujard J. : Approche épidémiologique des malformations congénitales. In *Echographie des malformations fœtales*, Gillet J.Y., Boog G., Dumez Y., Nisand I., Vallette C. Vigot. 1993 ; 1 : 1-8.

9) Kurz R., Roos R. : Urgences en pédiatrie. *Checklists de médecine*. Vigot. 1997.

10) Batisse A. : Cardiopathies malformatives. In *Cardiologie pédiatrique pratique*. Doin (2ème édition). 1993 ; 2 : 35-170.

11) De Geeter B., Flori J., Flori E. : Le cœur fœtal normal et pathologique. In *Echographie des malformations fœtales*, Gillet J. Y., Boog G., Dumez Y., Nisand I., Vallette C. Vigot. 1993; 5: 85-104.

12) Allan L. D.: A practical approach to fetal heart scanning. *Semin. Perinatol.* 2000 Oct; 24 (5): 324-30.

13) Cloez J. L., Droulle P.: Prenatal detection and management of congenital heart disease. *Arch. Pediatr.* 2001 Oct; 8 (10): 1113-5.

14) Friedman A. H., Copel J. A., Kleinman C. S. : Fetal echocardiography and fetal cardiology : indications, diagnosis, and management. *Semin. Perinatol.* 1993 Apr; 17 (2): 76-88.

15) Mulvey S. F., Atchison W. G., Grimwade J. C., Renou P. M., Shekleton P., Wallace E. M. : The utilisation of nuchal translucency as a prenatal marker of Down syndrome, 1993-1999. *Aust. N Z J Obstet. Gynaecol.* 2000 Nov; 40 (4): 423-6.

16) Acacio G. L., Barini R., Pinto Junior W., Ximenes R. L., Pettersen H., Faria M. : Nuchal translucency : an ultrasound marker for fetal chromosomal abnormalities. *Sao Paulo Med. J.* 2001 Jan 4; 119 (1): 19-23.

17) Maymon R., Jauniaux E., Cohen O., Dreazen E., Weinraub Z., Herman A. : Pregnancy outcome and infant follow-up of fetuses with abnormally in trimester nuchal translucency. *Hum. Reprod.* 2000 Sept; 15 (9): 2023-7.

18) Jemmali M., Valat A. S., Poulain P., Favre R., Bourgeot P., Subtil D., Puech F.: Nuchal translucency : screening for chromosomal abnormalities and congenital malformations. Multicenter study. *J. Gynecol. Obstet. Biol. Reprod.* (Paris). 1999 Oct; 28 (6): 538-43. French.

19) Devine P. C., Malone F. D.: First trimester screening for structural fetal abnormalities: nuchal translucency sonogaphy. *Semin. Perinatal.* 1999 Oct; 106 (10): 1029-34.

20) Schwarzler P., Carvalho J. S., Senat M. V., Masroor T., Campbell S., Ville : Screening for fetal aneuploidies and fetal cardiac abnormalities by nuchal translucency thickness measurement at 10 - 14 weeks of gestation as part of routine antenatal care in an unselected population. *Br. J. Obste. Gynecol.* 1999 Oct; 106 (10): 1029-34.

21) Josefsson A., Molander E., Selbing A.: Nuchal translucency as a screening test for chromosomal abnomalities in a routine first trimester ultrasound examination. *Acta. Obstet. Gynecol. Scand.* 1998 May; 77 (5): 497-9.

22) Sherer D. M., Manning F. A.: First trimester nuchal translucency screening for fetal aneuploidy. *Am. J. Perinatol.* 1999; 16 (3): 103-20.

23) Huggon I. C., Ghi T., Cook A. C., Zosmer N., Allan L. D., Nicolaides K. H.: Fetal cardiac abnormalities identified prior to 14 week'gestation. *Ultrasound. Obstet. Gynecol.* 2002 Jul; 20 (1): 22-9.

24) Bahado-Singh R. O., Rowther M., Bailey J., Mendilcioglu I., Choi S. J., Oz U., Copel J. : Midtrimester nuchal thickness and the prediction of postnatal congenital heart defect. *Am. J. Obstet. Gynecol.* 2002 Nov; 187 (5): 1250-3.

25) Michailidis G. D., Economides D. L.: Nuchal translucency measurement and pregnancy outcome in karyotypically normal fetuses. *Ultrasound Obstet. Gynecol.* 2001 Feb; 17 (2): 102-5.

26) Zosmer N., Souter V. L., Chan C. S., Huggon I. C., Nicolaides K. H.: Early diagnosis of major cardiac defects in chromosomaly nomal fetuses with increased nuchal translucency. *Br.J. Obset. Gynecol.* 1999 Aug; 106 (8): 829-33

27) Hyett J., Perdu M., Sharland G., Snijders R., Nicolaides K. H.: Using fetal nuchal translucency to screen for major major cardiac congenital defects at 10-14 weeks of gestation : population based cohort study. *B.M.J.* 1999 Jan 9; 318 (7176): 81-5.

28) Gicquel J. M., Potier A., Camillieri J. F., Grinneiser D., Rouault F.: Congenital heart disease and nuchal translucency with normal karyotype. Report of 3 cases. *J. Gynecol. Obstet. Biol. Reprod.* (Paris). 1998 Oct; 27 (6): 625-8. French.

29) Brady A. F., Pandya P. P., Yuksel B., Greenough A., Patton Ma., Nicolaides K. H.: Outcome of chromosomaly normal livebirths with increased fetal nuchal translucency at 10-14 week's gestation. *J. Med. Genet.* 1998 Mar; 35 (3): 222-4.

30) Montenegro N., Matias A., Areias J. C., Castedo S., Barros H. : Increased fetal nuchal translucency : possible involvement of early cardiac failure. *Ultrasound. Obstet. Gynecol.* 1997 Oct. 10 (4): 265-8.

31) Hyett J. A., Perdu M., Sharland G. K., Snijders R. S., Nicolaides K. H.: Increased nuchal translucency at 10-14 weeks of gestation as a marker for major cardiac defects. *Ultrasound. Obstet. Gynecol.* 1997 Oct; 10 (4): 242-6.

32) Hyett J. A., Moscoso G., Papapanagiotou G., Perdu M., Nicolaides K. H.: Abnormalities of the heart and great arteries in chromosomally normal fetuses with increased nuchal translucency thickness at 10-13 weeks of gestation. *Ultrasound. Obstet. Gynecol.* 1996 Apr; 7 (4): 245-50.

33) Snijders R., Smith E.: The role of fetal nuchal translucency in prenatal screening. *Curr. Opin. Obstet. Gynecol.* 2002 Dec; 14 (6): 577-85.

34) Favre R., Cherif Y., Kolher M., Hunsinger M. C., Bouffet N., Tanghe M., Cancellier M., Nisand I. : The role of fetal nuchal translucency and ductus venosus Doppler at 11-14 weeks of gestation in the detection of major congenital heart defects. *Ultrasound. Obstet. Gynecol.* 2003 Mar; 21 (3): 239-43.

35) Haak M. C., Bartelings M. M., Gittenberger-De Grooy A. C., Van Vugt J. M.: Cardiac malformations in first trimester fetuses with increased nuchal translucency : ultrasound diagnosis and postmortem morphology. *Ultrasound. Obstet. Gynecol.* 2002 Jul; 20 (1): 14-21.

36) Haak M. C., Twisk J. W., Van Vugt J. M.: How successful is fetal echocardiographic examination in the first trimester of pregnancy? *Ultrasound. Obstet. Gynecol.* 2002 Jul; 20 (1): 9-13.

37) Homola J., Satrapa V.: Transvaginal echocardiography in the early diagnosis of congenital heart defects in the human fetus. *Cesk. Pediatr.* 1993 Déc; 48 (12):711-3.

38) Comas Gabriel C., Galindo A., Martinez J. M., Carrera J. M., Gutierrez-Larraya F., de la Fuente P., Puerto B., Borrell A. : Early prenatal diagnosis of major cardiac anomalies in a high risk population. *Prenat. Diagn.* 2002 Jul; 22 (7) : 586-93.

39) Batisse A. : Etiologies des cardiopathies congénitales. In *Cardiologie pédiatrique pratique*. Doin ($2^{\text{ème}}$ édition). 1993 ; (4) : 197-214.

40) Bonnet D., Sidi D. : Progrès en cardiogénétique. In *Génétique pédiatrique*. 1998 Fev; 15 : 193-201.

41) Martinez J. : Causes des maladies cardiaques. In *L'enfant cardiaque : le comprendre et l'aider*. Collection des enfants - Privat. 2 : 61-73.

42) Dupuis C., Kaclaner J., Payot M., Freedom M., Davignon A. : Cardiopathies congénitales. In *Cardiologie pédiatrique*. 1991. Edition Médecine Science Flammarion. 11: 109-114.

43) Fasnacht M. S., Jaeggi E. T.: Fetal and genetic aspects of congenital heart disease. *Ther. Umsch.* 2001 Feb; 58 (2): 70-5. German.

44) Shakibi J. G.: Etiology of congenital heart disease. *Henry Ford Hosp. Med. J.* 1969 Summer; 17 (2): 101-6.

45) Lansdown A. B.: Viral infections and diseases of the heart. *Prog. Med. Virol.* 1978; 24: 70-113.

46) Cajal N., Surdan C.: Teratogenic action of some viral infections. *Stud. Cercet. Inframicrobiol.* 1969 ; 20 (6) : 467-82.

47) Varese L. A., Ferrari G. : Measles in congenital cardiopathies. *G. Mal. Infett. Parassit.* 1967 Jul ; 19 (7) : 421-2.

48) Briard M. L., Le Merrer M., Henrion R. : Facteurs étiologiques des cardiopathies congénitales. In *Premier Symposium International d'Echocardiographie Fœtale*, Strasbourg. Berger Levrault Editeur, Paris. 1982; 49-57.

49) Copel J. A., Cullen M., Green J. J. et al. : Congenital heart disease and extracardiac anomalies : associations and indications for fetal echocardiography. *Am. J. Obstet. Gynecol.* 1986; 154: 1121-1132.

50) Nora J. J., Nora A. H.: The evolution of specific genetic and environmental counselling in congenital heart diseases. *Circulation*. 1978; 57 : 205-213.

51) Dorosz P. : Effets indésirables du Thalidomide®. In *Dorosz*. Maloine (21ème edition). 2001; 220.

52) Kreipe U.: Abnormalities of internal organs in thalidomide embryopathy. A contribution to the determination of the sensitivity phase in thalidomide administration during early pregnancy. *Arch Kinderheilkd.* 1967 Aug; 176 (1):33-61. German.

53) Lenz W.: Thalidomide and congenital abnormalities. *Lancet.* 1962 ; 1 : 1219.

54) Weicker H., Hungerland H. : Thalidomide – embryopathie. I. Vorkimmen inner und ausserhalf Deutschlands. *Dtsch. Med. Wochenschr.* 1962 ; 87 : 992.

55) http://ansm.sante.fr/S-informer/Presse-Communiques-Points-presse/Rappel-pas-d-AINS-des-le-6eme-mois-de-grossesse

56) http://www.lecrat.org/article.php3?id_article=618)

57) Dervaux A. : Schizophrénie, psychotropes et grossesse. *Psygénet.* Mars-Avril 2001.

58) American Academy of Pediatrics. Committe on drugs: Use of psychoactive medication during pregnancy and possible effects on the fetus and newborn. *Pediatrics.* 2000 ; 105 : 880-887.

59) Elefant E., Bavoux F., Vauzelle-Gardier et al. : Psychotropes et grossesse. *J. Gynecol. Obstet. Biol. Reprod.* 2000; 29 (suppl.n °1): 43-51.

60) Altshuler L., Cohen L. L., Szuba M. P. et al.: Pharmacologic management of psychiatric illness during pregnancy : dilemnas and guidelines. *Am. J. Psychiatry.* 1996; 153 (5): 592-606.

61) Goldstein D. J., Corbin L. A., Fung M. C.: Olanzapine-exposed pregnancies and lactation: early experience. *J. Clin. Psychopharmacol.* 2000; 20: 399-403.

62) Littrell K. L., Jonhson C. G., Peabody C. D., Hilligoss N. : Antipsychotic during pregnancy. *Am. J. Psychiatry.* 2000. 157 (8): 1342.

63) Brunner E., Falk D.M., Jones M. et al.: Olanzapine in pregnancy and breast-feeding: a review of data from global safety surveillance. *BMC Pharmacol. Toxicol.* 2013. 14: 38.

64) Miller L. J.: Sexuality, reproduction, and family planning in women with schizophrenia. *Schizophr. Bull.* 1997 ; 23 : 623-635.

65) Dorosz P. : Effets indésirables du lithium. In *Dorosz*. Maloine (21ème edition). 2001; 1290-91.

66) Golbus M. S.: Teratology for the obstetrician : current status. *Obstet. Gynecol.* 1980; 55: 269.

67) Leblanc, Curras : Les traitements pharmacologiques des troubles bipolaires. *Le clinicien.* 2001 Nov; 169.

68) Cohen L.: The use of psychotropic drugs during pregnancy and puerperium. *Curr. Affect. Illness.* 1992; 11 (9): 5.

69) Halter & go: Le spécialiste de la diététique sportive. Vitamine A ou rétinol. http : //www.halter-et-go.com/vitaa.html

70) Hall J.: Vitamin A: a newly recognised human teratogen. Harbinger or things to come? *J. Pediatr.* 1984; 105: 583-84.

71) Lammer E. J. et al.: Retinoïc acid embryopathy. *N. Engl. J. med.* 1985 ; 313 : 837-841.

72) http: //www.lasante.be/dossiers/alcool_grossesse.html

73) Beck F., Richard J-B.: *Les comportements de santé des jeunes : analyses du Baromètre santé 2010*. Saint-Denis: INPES, Coll. Baromètre Santé, 2013.

74) Jones K. L., Smith D. W., Ulleland C. N., et al.: Pattern of malformation in offspring of chronic alcoholic mothers. *Lancet*. 1973; 1: 1267.

75) Streissguth A. P., Hanson J. W., et al.: The effects of moderate alcohol consumption during pregnancy on fetal growth and morphogenesis. *Fifth International Conference on birth Defects*. Amsterdam, Excerpta Medica. 1977; p 62.

76) Benos.: Effets des opiacés pendant la grossesse. *La lettre du gynécologue*. 1999 Apr ; n° 241.

77) Seidenberg A., Honegger U. : Méthadone, héroïne, et autres opioïdes. *Médecine et hygiène*. 2001 Fr ; 28 : 223.

78) Afssaps : Le point sur l'ectasy : informations générales. *Dossier des Centres d'Evaluation et de l'Information sur la Pharmacodépendance*. 2000 Jan. http://afssaps.sante.fr/htm/5/5808c.htm

79) Chung C. S., Myrianthopoulos N. C.: Factors affecting risks of congenital malformations. *Birth defects*. 1975; 11: 23.

80) Soler N. G., Walsh C. H., Malins J. M.: Congenital malformations in infants of diabetic mothers. *QJ. Med.* 1976; 45: 303.

81) Saxen L., Rapola J.: Congenital defects. *New york.* Holt, Rinehart, Winston. 1969.

82) Cockroft D. L., Coppola P. T.: Teratogenic effects of excess glucose on head fold rat in culture. *Teratology.* 1980; 16 : 141.

83) Phénylcétonurie.
https://www.orpha.net/data/patho/FR/fr-PCU.pdf

84) Copel J. A., Cullen M., Green J. J et al. : The frequency of aneuploidy in prenatally diagnosed congenital heart disease : an indication for fetal karyotyping. *Am. J. Obstet. Gynecol.* 1986, 154, 1121-1132.

85) Ursell P. C., Byrne J. M., Strobino B. A. : Signifiance of cardiac defects in the developing fœtus : a study of spontaneous abortuses. *Circulation.* 1985, 72, 1232-1236.

86) Orphanet, serveur d'information pour tout public sur les maladies rares et les médicaments orphelins. Recherche par nom de maladie.
http://www.orpha.net//consor/cgi-bin/OC_Exp.php?Lng=FR&Expe.....

87) Syndrome de Klinefelter.
http://47xxy.org/XXYFranc.htm

88) Syndrome de Noonan. Site crée par Hélène Godicheau en mars 2001. Santé, cœur, cardiopathies congénitales.

http://clubenfantcardiaque.free.fr/cardiologie/syndromes/syndrome de noonan

89) Allanson, J.E ; Roberts A. : Noonan syndrome. *GeneReviews* ™. 2011.

http://www.ncbi.nlm.nih.gov/books/NBK1124/

90) https://www.orpha.net/data/patho/Pub/fr/Deletion22q11-FRfrPub126.pdf

91) Dietz H.C: Marfan syndrome. *GeneReviews* ™. 2011.

http://www.ncbi.nlm.nih.gov/books/NBK1335/

92) Syndrome de Marfan.
http://www.geocities.com/vivremarfan/descriptif.html

93) Syndrome de Williams.
http://users.skynet.be/wsa be fr/Le syndrome-de-Williams.htm

94) McDermott D.A, Fong J.C, Basson C.T.: Holt-Oram Syndrome. *GeneReviews* ™. 2013.

http://www.ncbi.nlm.nih.gov/books/NBK1111/

95) Nora J. J., Nora A. H. : Maternal transmission of congenital heart diseases ; new recurrence risk figures and the questions of cytoplasmic inheritance and vulnerability to teratogens. *Am. J. Cardiol*. 1987; 59: 459-463.

96) Rose V., Gold R. J. M., Lindsay G. et al.: A possible increase in the incidence of congenital heart defects among of offspring of affected parents. *Coll. Cardiol.* 1985; 6: 376-382.

97) Whittemore R.: Maternal transmission of congenital heart disease. *Am. J. Cardiol.* 1988 ; 61 : 499-500.

98) Burn J., Brennan P., Little J., et al. Recurrence risks in offspring of adults with major heart defects: results from first cohort of British collaborative study. *Lancet.* 1998; 351: 311-316.

99) Blue G.M., Kirk E.P., Sholler G.F., Harvey R.P., Winlaw D.S.: Congenital heart disease: current knowledge about causes and inheritance. *Med. J. Aust.* 2012 Aug ; 197 (3):155-9.

100) Durrieu-Dieblot C. : L'arrêt Perruche et ses suites. *Droit pour tous.* 2002. http : //sos-net.eu.org :médical/perruche.htm

101) L'arrêt Perruche. Résumé des faits. Ripostes : émission présentée par Serge Moati. *France 5.* 2001 Dec, 13.
http : www.france5.fr/ripostes/004404/14/35367.cfm

102) Koskas V. : L'arrêt perruche. Les maternelles : émission présentée par Maïtena Biraben. *France 5.* 2002 Nov, 29.
http://www.france5.fr/maternelles/droits/W00249/4/88677.cfm

103) APAJH Association pour Adultes et Jeunes Handicapés : Légiférer suite à l'arrêt Perruche : opportunité ou nécessité ? *Les communiqués de presse de l'APAJH.* 2002 Jan, 11.

http://www.apajh.org/actuetcomm/pagecomm.php3?idnum=165&c

104) Groupe éthique de l'Association des paralysés de France (APF), Dr Delcey M. : Questions éthiques posées par l'arrêt perruche. *Espace éthique*. La lettre hors série n°3. 2001 ; Hiver-printemps : 4-10.
http://www.espace-ethique.org/dossiers_them/handicaps/ref_handi0....

105) Saurin A. : Que signifie l'Arrêt Perruche ?
http://www.eleves.ens.fr/pollens/seminaire/seances/perruche/suites_arret.html

106) Moyse D., Diederich N. : L'impact de l'arrêt Perruche sur les échographistes et les gynécologues obstétriciens. Centre d'Etude des Mouvements sociaux. Missions de recherche droit et justice. Janvier 2005.
http://www.snude.org/public/2_la_vie_syndicale/7_les_dossiers/pdf/Impact_Perruche2.pdf

107) Cabut S. : Société. L'arrêt Perruche fatal à l'échographie fœtale ? *Libération*. 2002 Nov. http://www.liberation.com.page.php?Article=62427

108) Winer N., Descamps Ph. : L'arrêt perruche est mort. *Libres opinions*. 2002 Feb, 06. http://www.cngof.asso.fr/D_PAGES/MOPI_09.HTM

109) Allemand L. : Eclairage sur l'arrêt perruche. Maternités au bord de la crise de nerf... *France 5*. 2003 Jan, 16.
http://www.france5.fr/oatl/005307/18/76042.cfm

110) La révision constitutionnelle du 23 juillet 2008 – Le sénat.
http://www.senat.fr/role/fiche/reforme_constit_2008.html

111) Elchardus J. M. : Nouveaux droits, nouveaux devoirs. *Forensic*. 2002, Jun ; n° spécial.

112) Gombault N. Les suites de l'arrêt Perruche : la décision du Conseil Constitutionnel du 11 juin 2010. Non diagnostic de malformations fœtales. MACSF. 2011. 5 janvier.
http://www.macsf.fr/vous-informer/actes-de-soins-professionnel-sante/diagnostic-professionnel-sante/arret-perruche-decision-du-conseil-constitutionnel.html

113) Conseil Constitutionnel-Question Prioritaire de Constitutionnalité de Madame Viviane L sur la loi dite « anti-Perruche ». Décision n° 2010-2 QPC du 11 juin 2010.
http://www.conseil-constitutionnel.fr/decision/2010/2010-2-qpc/decision-n-2010-2-qpc-du-11-juin-2010.48407.html

114) Cour de cassation-Première chambre civile-Arrêt n°1253 du 15 décembre 2011 (10-27.473)
http://www.courdecassation.fr/jurisprudence_2/premiere_chambre_civile_568/1253_15_21768.html

115) Cordier B., Lachaux B., Senon J-L., Tyrode Y. : Information du patient en psychiatrie. Enjeux de la nouvelle loi. *Laboratoires WYETH*. 2003 Mar.

116) Légifrance-Le service public de l'accès au droit. Loi n° 2002-303 du 4 Mars 2002 relative aux droits des malades et à la qualité du système de santé. NOR : MESX0100092L. *J.O.* 2002 Mar, 05 ; N° 54 : 4118.
http://www.legifrance.gouv.fr/WAspad/UnTexteDeJorf?numjo=M....

117) Perrin G. : Loi du 4 Mars 2002 sur les droits des malades. 2003 Mar, 18. *Paroles libres*. http://www.medsyn.fr/mgfrance/fiches/fiche4.htm

118) Delcey M. (APf) : Loi 2002-303 du 4 Mars 2002 relative aux droits des malades et à la qualité du système de santé. Décrets d'application. Principales dispositions. Commentaire détaillé. 2002 Dec, 12.
http://www.google.com → loi du mars 2002.

2. Protocole d'étude et Discussion :

119) Membres du registre Centre-Est de malformations congénitales & de l'Institut européen des génomutations : Cardiopathies congénitales. *Dysplasie*. 1999 (Données 1998); n° 23: 16.

120) Porter D.: Smith Lemli Opitz syndrome: pathogenis, diagnosis and management. *Eur. J. Hum. Genet*. 2008. 16 (5): 535-41.

121) Stoll C., Alembik Y., Dott B., Roth P. M., De Geeter B.: Evaluation of prenatal diagnosis of congenital heart disease. *Prenat. Diagn*. 1993 Jun; 13 (6): 453-61. French.

122) Montana E., Khoury M. J., Gragan J. D., Sharma S., Dhar P. : Trends and outcomes after prenatal diagnosis of congenital cardiac malformations in a well defined birth population, Atlanta, Georgia. 1990-1994. *J. Am. Coll. Cardiol*. 1996; 28: 1805-9.

123) Hunter S., Heads A., Wyllie J., Robson S.: Prenatal diagnosis of congenital heart disease in the northern region of England : benefits of a training programme for obstetric ultrasonographers. *Heart.* 2000 Sept; 84 (3): 294-8.

124) Willie J., Wren C., Stewart H. : Screening for fetal cardiac malformations. *Br. Med. J.* 1994; 71 (suppl): 20-7.

125) Bache A., Garne E.: Congenital heart defects in the county of Fyn. Epidemiology and mortality 1986-1995. *Ugeskr. laeger.* 2002 Sept 2; 164 (36) : 4169-72.

126) Carvalho J. S., Mavrides E., Shinebourne E. A., Campbell S., Thilaganathan B. : Improving the effectiveness of routine prenatal screening for major congenital heart defects. *Heart.* 2002 Oct; 88 (4): 387-91.

127) Stumpfen I., Stumpfen A., Winner M., Bernaschek G.: Effect of detailed fetal echocardiography as part of routine prenatal ultrasonographic screening on detection of congenital heart disease. *Lancet.* 1996 Sept 28; 348 (9031): 854-7.

128) Petit A., Krichel D., Falcon-Eicher S., Louis P.: Result and outcome of prenatal detection of congenital cardiopathies at the Côte-d'Or over a period of 9 years. *Arch. Mal. Cœur. Vaiss.* 1998 May; 91 (5): 631-6. French.

129) Cloarec S., Magontier N., Vaillant M. C., Paillet C., Chantepie A. : Prevalence and distribution of congenital heart diseases in Indre-et-Loire. Evaluation of prenatal diagnosis (1991-1994). *Arch. Pediatr.* 1999 Oct; 6 (10): 1059-65. French.

130) Marek J., Skovramek J., Povyslova V.: Epidemiology of fetal congenital heart defects. *Cardiol. Young.* 1996; 135: VIII 02.

131) Brick D. H., Allan L. D. : Outcome of prenatally diagnosed congenital heart disease : an update. *Pediatr. Cardiol.* 2002 Jul-Aug; 23 (4) 449-53.

132) Leandro I. M., Blandon R.: Prenatal diagnosis of congenital cardiopathy. *Rev. Med. Panama.* 1999 Jan-May; 24 (1): 34-8.

133) Daubeney P. E., Sharland G. K., Cook A. C., Keeton B. R., Anderson R. H.: Pulmonary atresia with intact ventricular septum : impact of fetal echocardiography on evidence at birth and postnatal outcome. UK and Eire Collaborative Study of Pulmonary Atresia with Intact ventricular Septum. *Circulation.* 1998 Aug 11; 98 (6) : 562-6.

134) Tometzki A. J., Suda K., Kohl T., Kovalchin J. P., Silverman N. H. : Accuracy of prenatal echocardiographic diagnosis and prognosis of fetuses with conotruncal anomalies. *J. Am. Coll. Cardiol.* 1999 May; 33 (6): 1676-701.

135) Song T. B., Lee J. Y., Kim Y. H., Oh B. S., Kim E. K.:Prenatal diagnosis of severe tricuspid insufficiency in Ebstein's anomaly with pulmonary atresia and intact ventricular septum : a case report. *J. Obstet. Gynaecol. Res.* 2000 Jun; 26 (3): 223-6.

136) Xavier P., Matias A., Silva J. T., Montenegro N., Areias J. C.: Prenatal diagnosis of congenital heart disease. Critical evaluation of a twelve-month experience. *Rev. Port. Cardiol.* 2000 Feb; 19 (2): 203-12.

137) Garne E., Eurocat Working Group: Prenatal diagnosis of six cardiac malformations in Europe. A population based study. *Acta. Obstet. Gynecol. Scand.* 2001 Mar; 80 (3): 224-8.

138) Mapp T.: Fetal echocardiography and congenital heart disease. *Prof. Care. Mother. Child.* 2001; 10 (1): 9-11.

139) Srinivasan S.:Fetal echocardiography. *Indian. J. Pediatr.* 2000 Jul; 67 (7): 515-21.

140) Saxena A., Shrivastava S., Kothari S. S.: Value of congenital echocardiography in high risk patients to diagnose congenital cardiac defects in fetus. *Indian. J. pediatr.* 1995 Sept-Oct; 62 (5): 575-82.

141) Kachaner J.: The best of pediatric cardiology in 1999. *Arch. Mal. Cœur. Vaiss.* 2000 Jan; 93 (1 Spec n°): 63-8.

142) Frommelt M. A., Frommelt P. C.: Advances in echocardiographic diagnostic modalities for the pediatrician. *Pediatr. Clin. North. Am.* 1999 Apr; 46 (2): 427-39.

143) Lopes M. R.: The development of cardiology in the last 40 years. *Rev. Port. Cardiol.* 1990 May; 9 (5): 407-15.

144) Mc Namara D. G.: Twenty-five years of progress in the medical treatment of pediatric and congenital heart disease. *J. Am. Coll. Cardiol.* 1983 Jan; 1 (1): 264-73.

145) Bonnet D., Sidi D.: What 's new in pediatric cardiology ? *Arch. Pediatr.* 1999 Jul; 6 (7): 777-80.

146) Choussat A.: The best of 2001. Pediatric cardiology. *Arch. Mal. Cœur. Vaiss.* 2002 Jan ; 95 (1 Spec n°) : 39-43.

147) Nana A., Laohaprasitiporn D., Soongswang J., Durongpisitkul K.: Pediatric cardiology at Siriraj Hospital: past, present and future. *J. Med. Assoc. Thai.* 2002 Aug; 85 Suppl 2: S613-29.

148) Macon F., Bosser G., Lucron H., Lethor J. P.: Role of pediatric cardiologists in the management of neonates with congenital heart disease. *Arch. Pediatr.* 2001 Oct; 8 (10): 1121-4.

149) Dees E., Baldwin H. S.: New frontiers in molecular pediatric cardiology. *Curr. Opin. Pediatr.* 2002 Oct; 14 (5): 627-33.

150) Macedo A. J., Ferreira M., Sampayo F.: Fetal cardiology. Bases for prenatal diagnosis of congenital cardiopathies. *Acta. Med. Port.* 1993 Nov; 6 Suppl 1: I 15-21.

151) Volpe P., Marasini M., Caruso G., Gentile M.: Prenatal diagnosis of interruption of the aortic arch and its association with deletion of chromosome of 22q11. *Ultrasound. Obstet. Gynecol.* 2002 Oct; 20 (4): 327-31.

152) Coleman K. B.: Genetic counseling in congenital heart disease. *Crit. Care. Nurs. Q.* 2002 Nov; 25 (3): 8-16.

153) Chaoui R., Bollman R., Hoffmann H.: Fetal echocardiography I: methods, limitations and indications. *Zentralbl. Gynakol.* 1990; 112 (19): 1197-208.

154) Maitre Azcarte M. J., Fernandez Pineda L., Quero Jimenez M.: Congenital familial cardiopathies. Prenatal diagnosis. *An Esp Pediatr.* 1993 Mar; 38 (3): 221-3.

155) Chaoui R., Bollman R.: Fetal color Doppler echocardiography. Part 1: General principes and normal findings. *Ultraschall. Med.* 1994 Jun; 15 (3) : 100-4.

156) Gomberg R., Castro A. : L'échographie foetale : présent et futur proche. *Le concours médical.* 2001 Jan; 123-01: 49-55. French.

157) Stauffer N. R., Murphy K.: Prenatal diagnosis of congenital heart disease: the beginning. *Crit. Care. Nurs. Q.* 2002 Nov; 25 (3): 1-7.

158) Barboza J. M., Dajani N. K., Glenn L. G., Angtuaco T. L.: Prenatal diagnosis of congenital cardiac anomalies: a practical approach using two basic views. *Radiographics.* 2002 Sept-Oct; 22 (5): 1125-37; discussion 1137-8.

159) Deng J., Yates R., Sullivan I. D., Mc Donald D., Linney A. D., Lees W. R., Anderson R. H., Rodeck C. H.: Dynamic three dimensional color Doppler ultrasound of human fetal intracardiac flow. *Ultrasound. Obstet. Gynecol.* 2002 Aug; 20 (2): 131-6.

160) Wang P. H., Chen D. G., Lin L. Y.: Imaging comparison of basic cardiac views between two and three-dimensional ultrasound in normal fetuses in anterior spine positions. *Int. J. Cardiovasc. Imaging.* 2002 Feb; 18 (1) : 17-23.

161) Baird P. A., Anderson T. W., Newcombe H. B., Lowry R. B.: Genetic disorders in children and young adults: a population study. *Am. J. Hum. Genet.* 1998; 42: 677-93.

162) Bourrillon A. : Pathologies cardiovasculaires : Cardiopathies congénitales. In *Abrégés de pédiatrie*. Edition Masson. 1997; 69-81. French.

163) Callan N. A., Blakemore K. J., Kan J. K.: Counseling in congenital heart defects. *Obstet. Gynecol. Surv.* 1991; 46: 651-5.

164) Stoll C., Alembik Y., Roth M., Dott B., De Geeter B.: Risk factors in congenital heart disease. *Eur. J. Epidemiol.* 1989 Sept; 5 (3): 382-91. French.

165) Ferencz C., Rubin J. D., Mc Carter R. J., Brenner J. I., Neill C. A., Perry L. W., Hepner S. I., Downing J. W.:Congenital heart disease : prevalence at live birth. The Baltimore-Washington Infant study. *Am. J. Epidemiol.* 1985; 121 (1): 31-36.

166) Grabitz R. G., Joffres M. R., Collins-Nakai R. L.: Congenital heart disease: incidence in the first year of life. The Alberta Heritage Pediatric Cardiology Program. Am. J. Epidemiol. 1988 Aug; 128 (2): 381-8.

167) Samanek M., Slavik Z., Zborilova B., Hrobonova M., Voriskova M., Skovranek J.: Prevalence, treatment, and outcome of heart disease in live-born children : a prospective analysis of 91.823 live born children. *Pediatr. Cardiol.* 1989 Fall; 10 (4); 205-11.

168) Hoffman J. L.: Incidence of congenital heart disease: I. Postnatal incidence. *Pediatr. Cardiol.* 1995 May-Jun; 16 (3): 103-13.

169) D.Botto L., Correa A., Erickson J. D.: Racial and temporal variations in the prevalence of hearts defects. *Pediatrics*. March 2001; Vol 107 (3): 32.

170) Hoffman J. L., Kaplan S.: The incidence of congenital heart disease. *J. Am. Coll. Cardiol.* 2002 Jun 19; 39 (12): 1890-1900.

171) Janiak K., Kaczmarek P., Krason A., Nowicki G., Piotrowicz M., Respondek-Liberska M. : The role of fetal echocardiography in the prenatal diagnosis of aneuploidy based upon prenatal diagnosed Patau syndrome fetuses (case analysis). *Ginekol. Pol.* 2002 Jul; 73 (7): 606-12.

172) Kaczmarek P., Krason A., Janiak K., Nowicki G., Czichos E., Respondek-Liberska M. : The role of fetal echocardiography and genetic sonography in prenatal diagnosis of the Edward's syndrome. Analysis of the thirty cases diagnosed at the Department of the Diagnosis for Fetal Malformations at the Institute "Polish Mother's Memorial Hospital." *Ginekol. Pol.* 2002 Jul; 73 (7): 600-5.

173) Garne E., Eurocat working group : Prenatal diagnosis of six major cardiac malformations in Europe, a population based study. *Acta. Obset. Gynecol. Scand.* 2001 Mar; 80 (3): 224-8.

174) Cook A. C.: The spectrum of fetal cardiac malformations. *Cardiol. Young.* 2001 Jan; 11 (1): 97-110.

175) Bonnet D., Coltri A., Butera G., Fermont L., Le Bidois J., Kachaner J. et al. : Detection of transposition of the great arteries in fetuses reduces neonatal morbidity and mortality. *Circulation*. 1999; 99: 916-8.

176) Zielinski P., Pilla C. B.: Ebstein's anomaly with imperforate tricuspid valve. Prenatal diagnosis. *Arq. Bras. Cardiol.* 2000 Jul; 75 (1): 59-64. English, Portuguese.

177) Tometzki A. J., Suda K., Kohl T., Kovalchin J. P., Silverman N. H. : Accuracy of prenatal echocardiographic diagnosis and prognosis of fetuses with conotruncal anomalies. *J. Am. Coll. Cardiol.* 1999 May; 33 (6): 1676-701.

178) Fesslova'V., Nava S., Villa L.: Evolution and long term outcome in cases with fetal diagnosis of congenital heart disease : Italian multicentre study. Fetal Cardiology Study Group of the Italian Society Pediatric Cardiology. *Heart.* 1999 Nov; 82 (5): 594-9.

179) Bull C.: Current and potential impact of fetal diagnosis on prevalence and spectrum of serious congenital heart disease at term in the UK.British Paediatric Cardiac Association. *Lancet.* 1999 Oct 9; 354 (9186): 1242-7.

180) Huggon I. C., Cook A. C., Smeeton N. C., Magee A. G., Sharland G. K. : Atrioventricular septal defects diagnosed in fetal life : associated cardiac and extra - cardiac abnormalities and outcome. *J. Am. Coll. Cardiol.* 2000 Aug; 36 (2): 593- 601.

181) Wren C., Richmond S., Donaldson L.: Temporal variability in birth prevalence of cardiovascular malformations. *Heart.* 2000 Apr; 83 (4): 414-9.

182) Brackley K. J., Kilby M. D., Wright J. G., Brawn W. J., Sethia B., Stumper O., Holder R., Wyldes M. P., Whittle M. J. : Outcome after prenatal diagnosis of hypoplasic left-heart syndrome : a case series. *Lancet 2000.* Sept 30; 356 (9236): 1143-7.

183) Munn M. B., Brumfield C. G., Lau Y., Colvin E. V. : Prenatally diagnosed hypoplasic left syndrome outcomes after postnatal surgery. *J. Matern. Fetal. Med.* 1999 Jul-Aug; 8 (4): 147-50.

184) Allan L. D.: Fetal diagnosis of fatal congenital heart disease. *J. Heart-blung. Transplan.* 1993 Nov - Dec; 12 (6 Pt 2): S159- 60.

185) Allan L. D., Cook A., Sullivan I., Sharland G. K.: Hypoplasic left heart syndrome : effects of fetal echocardiography on birth prevalence. *Lancet.* 1991 Apr 20; 337 (8747): 959-61.

186) Ventriglia F., Colloridi V., Francalanci P., Di Gioia C., Mafrici A., Gallo P. : Anatomo-clinical correlations of cardiopathies diagnosed during fetal life : analysis of 110 cases of cardiopathies. *Ital. Cardiol.* 1996 Mar; 26 (3): 249-59.

187) Rodriguez J. G., Holmes R., Martin R., Wilde P., Soothill P.: Prognosis following prenatal diagnosis of heart malformations. *Early Hum. Dev.* 1998 Aug 28;52(1):13-20.

188) Chantepie A., Luksenberg S., Vaillant M. C., Pottier J. M., Magontier N., Despert F., Neville P. : Evolution of ventricular septal defects. Relation to echocardiographic anatomy. *Arch. Mal. Cœur. Vaiss.* 1999 May; 92 (5): 623-8.

189) Giamberti A., Marino B., Di Carlo D., Iorio F. S., Formigari R., De Zorzi A., Marcelletti C. : Partial atrioventricular canal with congestive heart failure in the first year of life : surgical options. *Ann. Thorac. Surg.* 1996 Jul; 62 (1): 151-4.

190) Omeje I. C., Valentikova M., Kostolny M., Sagat M., Nosal M., Siman J., Hraska V.: Improved patient survival following surgery for coarctation of the aorta. *Bratisl. Lek. Listy*. 2003; 104 (2): 73-7.

191) De Vigan C., Goujard J., Vodovar V., Uzan S. : Management of the fetus with a correctable malformation in Paris maternity units : evolution 1985-1994. *Fetal. Diagn. Ther*. 1997 Jul-Aug; 12 (4): 216-20.

192) Godard F., Jaillard S., Corseaux D., Houyel L., Storme L., Jude B., Vincentelli A., Rey C.: Placing an endoprosthesis to maintain arterial canal permeability in lamb neonates. *Arch. Mal. Cœur. Vaiss*. 2003 May ; 96 (5) : 479-83.

193) L'arrêt Perruche. Débat avec Claude Evin, Roger Bessis, Marie-Sophie Desaulle, Danièle Moyse. Ripostes : émission présentée par Serge Moati. *France 5*. 2001 Dec, 13.
http : www.france5.fr/ripostes/004404/14/35366.cfm

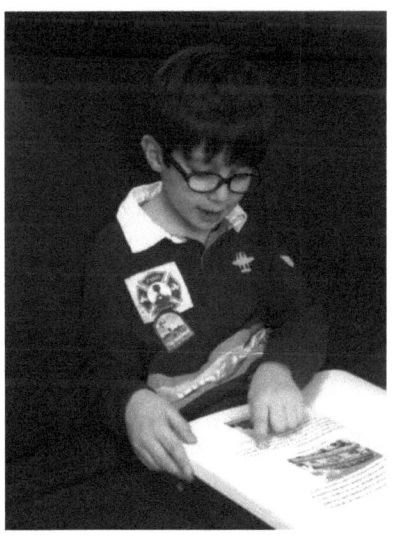

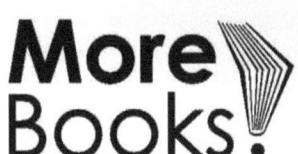

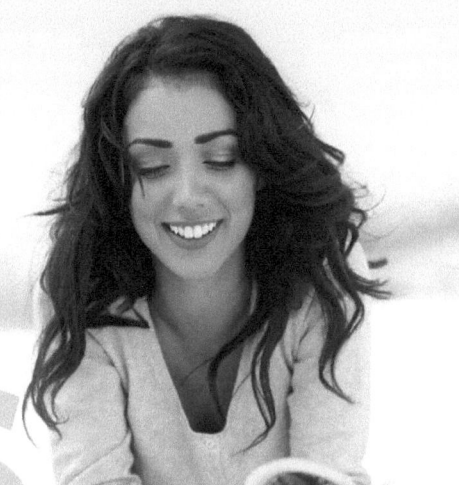

i want morebooks!

Oui, je veux morebooks!

Buy your books fast and straightforward online - at one of the world's fastest growing online book stores! Environmentally sound due to Print-on-Demand technologies.

Buy your books online at
www.get-morebooks.com

Achetez vos livres en ligne, vite et bien, sur l'une des librairies en ligne les plus performantes au monde!
En protégeant nos ressources et notre environnement grâce à l'impression à la demande.

La librairie en ligne pour acheter plus vite
www.morebooks.fr

OmniScriptum Marketing DEU GmbH
Heinrich-Böcking-Str. 6-8
D - 66121 Saarbrücken
Telefax: +49 681 93 81 567-9

info@omniscriptum.de
www.omniscriptum.de

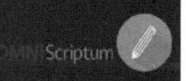

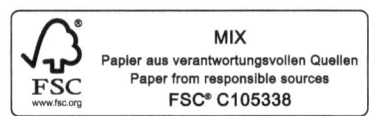

Printed by Books on Demand GmbH, Norderstedt / Germany